85 Recettes de Repas et de Jus pour Baisser votre Tension Artérielle et vous permettre d'améliorer:

Résoudre votre Problème d'Hypertension en 12 jours ou moins!

Par

Joseph Correa

Nutritionniste Certifie des Sportifs

DROITS D'AUTEUR

© 2014 Correa Media Group

Tous droits réservés

La reproduction ou la traduction d'une partie de ce travail au-delà de ce qui est permis par l'article 107 ou 108 de la Loi sur le droit d'auteur aux États-Unis sans la permission du propriétaire du droit d'auteur 1976 est illégale.

Cette publication est conçue pour fournir des informations exactes et fiables en ce qui concerne la matière couverte.

Elle est vendue avec la compréhension que ni l'auteur ni l'éditeur ne sont engagés dans l'apport de conseils médicaux. Si des conseils ou une assistance médicale deviennent nécessaires, consulter un médecin. Ce livre est considéré comme un guide et ne doit pas être utilisé en aucune façon pour nuire à votre santé. Consultez un médecin avant de commencer ce plan nutritionnel pour vous assurer qu'il s'adapte à vos besoins.

REMERCIEMENTS

La réalisation et le succès de ce livre n'auraient pu être possibles sans la motivation et le soutien de ma famille.

85 Recettes de Repas et de Jus pour Baisser votre Tension Artérielle et vous permettre d'améliorer:

Résoudre votre Problème d'Hypertension en 12 jours ou moins!

Par

Joseph Correa

Nutritionniste Certifie des Sportifs

SOMMAIRE

Droits d'Auteur

Remerciements

A propos de l'Auteur

Introduction

Qu'est-ce que l'hypertension artérielle?

Comment gérer la pression artérielle?

Recettes de Repas et de Jus pour Baisser votre Tension Artérielle et vous permettre d'améliorer: Résoudre votre Problème d'Hypertension en 12 jours ou moins!

D'autres grands titres de cet auteur

A PROPOS DE L'AUTEUR

En tant que nutritionniste certifié des sportifs et athlète professionnel, je crois fermement qu'une nutrition convenable vous aidera à atteindre vos buts plus rapidement et efficacement. Ma connaissance et mon expérience m'ont aidé à vivre en meilleure santé tout au long des années que j'ai partagées avec la famille et les amis. Plus vous en saurez sur le fait de manger et de boire pour une meilleure santé, plus tôt vous voudrez changer votre vie et vos habitudes alimentaires.

Réussir à contrôler son poids est très important car cela va vous aider à améliorer tous les aspects de votre vie.

La nutrition est essentielle dans le processus d'être en meilleure forme et c'est là tout le sujet de ce livre, alors commencez dès aujourd'hui.

INTRODUCTION

85 Recettes de Repas et de Jus pour Baisser votre Tension Artérielle et vous permettre d'améliorer votre style de vie, elles vous permettront de préparer de savoureux repas très sains tout en ayant du plaisir en raison de la variété des recettes et des ingrédients uniques qui les composent.

Être trop occupé à se nourrir correctement peut parfois devenir un problème et voilà pourquoi ce livre vous fera économiser du temps et aidera à bien nourrir votre corps pour atteindre les objectifs que vous voulez. Assurez-vous que vous savez ce que vous mangez en préparant vous-même ou en ayant quelqu'un pour préparer vos plats.

Ce livre vous aidera à:

-Baisser votre pression artérielle.

-Améliorer Votre style de vie.

-Profiter des aliments que vous aimez.

-Vivre sainement sur une base quotidienne.

-Améliorer votre système digestif.

Joseph Correa est un nutritionniste du sport certifié et un athlète professionnel.

© 2014 Correa Media Group

Qu'est-ce que l'hypertension artérielle?

La pression artérielle est la force du sang contre les parois des artères. Sous des circonstances normales, la pression sanguine monte et chute tout au long de la journée. Cependant, quand elle reste élevée au fil du temps, elle est appelée hypertension artérielle.

Le terme médical pour la pression artérielle élevée est l'hypertension. Une pression artérielle d'un taux de 140/90 mm Hg tombe dans la catégorie de l'hypertension, tandis qu'une tension entre 120/80 mm Hg et 139/89 mm Hg se réfère à la pré-hypertension, ce qui peut rapidement se transformer en hypertension si des mesures ne sont pas prises. Il existe certains facteurs de risque qui ne peuvent être contrôlés, tels que l'âge (55 ans ou plus pour les hommes et 65 ans ou plus pour les femmes), et des antécédents de maladie cardiaque précoce. Ceux qui peuvent être contrôlés sont une pression élevée dans le sang, le diabète, le poids, l'activité physique, le taux de cholestérol et la consommation de tabac et ce sont les facteurs de risque ciblés par les médicaments et les changements de mode de vie.

Comment faut-il gérer la pression artérielle?

Sachant qu'une pression artérielle élevée contribue à l'athérosclérose, aux maladies cardiaques, accidents vasculaires cérébraux, aux maladies rénales et a la cécité, il devient impératif de la gérer efficacement, grâce à des changements de médication et des styles de vies appropriés.

Avoir une bonne alimentation est important pour la gestion de l'hypertension artérielle. Cela peut vous aider à perdre du poids ou à maintenir un poids sain, et vous aider à réduire votre pression artérielle, tout en apportant à votre corps les minéraux et les vitamines nécessaires,

Alors, de quoi devraient consister vos repas ? Les aliments qui sont faibles en gras saturés et en cholestérol devraient être une priorité. Obtenez vos graisses saines avec des poissons comme le saumon, les noix et l'huile d'olive. Assurez-vous que vos repas incluent les grains de blé entier, la volaille, le poisson, les noix, les produits laitiers faibles en gras, et détournez-vous des boissons sucrées, des bonbons et des viandes rouges hautes en lipides.

Une partie importante d'une alimentation saine est de choisir des aliments à faible teneur en sel et d'autres formes de sodium. Utiliser moins de sodium est essentiel pour maintenir la pression artérielle à un niveau sain. Pour quelqu'un qui contrôle sa pression artérielle avec des médicaments, la quantité quotidienne maximale recommandée est de 6 grammes (environ 1 cuillère à thé) de sel de table par jour. Donc, vous ne devez pas couper complètement le sel de votre alimentation, mais assurez-vous de le réduire autant que possible et donner de la saveur à vos aliments avec des épices et des herbes.

Essayez les recettes suivantes et savourez de succulents repas qui vont garder votre tension artérielle sous contrôle.

CALENDRIER DES REPAS

Semaine 1:

Jour 1:

Crêpes au Citron et aux bleuets
Snack: Smoothie
Cuisses de poulet rôties Romarin
Snack: Coupe de Popcorn
Dhal (curry) de lentilles à l'aubergine

Jour 2:

Feta et Omelette aux tomates semi-séchées
Snack: Assortiment de fruits secs
Ragoût de bœuf
Snack: Yaourt de myrtille
Spaghetti épicés

Jour 3:

Pain aux bananes
Snack: Avocat sur Toast
Ratatouille poulet
Snack: Chips de pommes

Haricots verts et Gâteaux de maïs

Jour 4:
Avocat et dinde sur pain grillé
Snack: Pépites d'énergie
Minestrone
Snack: Asperges grillées
Poire et salade au fromage bleu

Jour 5:
Des barres de céréales
Snack: Smoothie au lait de soya
Curry de poulet avec beurre d'arachide
Snack: Oranges à la cannelle
Tagine de légumes

Jour 6:
Asperges et Œufs doucement grillés
Snack: Barre d'abricots secs
Saumon et salade au riz brun

Snack: Pomme et beurre d'arachide

Quinoa aux épices

Jour 7:

Petit-déjeuner Smoothie

Snack: pois chiches rôtis

Ragout de bœuf

Snack: Yaourt grec à la fraise

Risotto au Romarin

Semaine 2:

Jour 1:

Œufs au four avec des légumes

Snack: Coupe de Popcorn

Spaghetti aux sardines

Snack: Smoothie

Salade de pamplemousse

Jour 2:

Porridge crémeux

Snack: Yaourt de myrtille

Bar avec chou cuits a la vapeur

Snack: Assortiment de fruits secs
Cannelloni aux épinards et au tofu

Jour 3:
Champignons de moutarde sur Toast
Snack: Chips de pomme
Salade de poulet
Snack: Avocat sur Toast
Polenta au four

Jour 4:
Muffins fruités
Snack: Asperges grillées
Saumon et épinards
Snack: Pépites énergie
Squash et salade de lentilles

Jour 5:
Feta et Omelette aux tomates semi-séchées
Snack: Oranges à la cannelle
Salade de thon
Snack: lait de soja
Smoothies

Tarte aux légumes

Jour 6:
Citron et Crêpes aux bleuets
Apple et au beurre d'arachide
Ragoût de bœuf
Snack: abricots secs
Bar
Spaghetti épicés

Jour 7:
Avocat et dinde sur pain grillé
Snack: yaourt grec aux fraises
Cuisses de poulet rôties au romarin
Snack: pois chiches rôtis
Haricots verts et Gâteaux de maïs

Semaine 3:

Jour 1:
Pain aux bananes
Snack: Smoothie
Salade de poulet
Snack: Assortiment de fruits secs
Salade de pamplemousse

Jour 2:
Asperges et Œuf doucement grillé
Snack: Coupe de Popcorn
Minestrone
Snack: Yaourt de Myrtilles
Dhal de lentilles à l'aubergine

Jour 3:
Barres de céréales
Snack: Chips de Pommes
Ratatouille poulet
Snack: Asperges grillées
Poire et salade au fromage bleu

Jour 4:
Œufs au four avec des légumes

Snack: Avocat sur Toast

Saumon et salade de riz brun

Snack: Pépites énergie

Tagine de légumes

Jour 5:

Petit-déjeuner Smoothie

Snack: Oranges à la cannelle

Curry de poulet au beurre d'arachide

Snack: Barre d'abricots secs

Quinoa aux épices

Jour 6:

Champignons et moutarde sur Toast

Snack: Smoothie au lait de soya

Spaghetti aux sardines

Snack: Pomme et beurre d'arachide

Polenta au four

Jour 7:

Porridge crémeux

Snack: Yaourt grec aux fraises

Ragout de bœuf

Snack: Coupe de Popcorn

Salade de pamplemousse

Semaine 4:

Jour 1:

Muffins fruités

Snack: pois chiches rôtis

Salade de poulet

Snack: Smoothie

Risotto au Romarin

Jour 2:

Feta et Omelette aux tomates semi-séchées

Snack: Assortiment de fruits secs

Bar au chou cuit à la vapeur

Snack: Yaourt aux myrtilles

Squash et salade de lentilles

Jour 3:

Crêpes au citron et aux bleuets

Snack: Avocat sur Toast

Salade de thon

Snack: Chips de Pommes

Cannelloni aux épinards et au tofu

Jour 4:

Asperges et Oeuf doucement grillé

Snack: Pépites énergie

Saumon et épinards

Snack: Asperges grillées

Spaghetti épicés

Jour 5:

Pain aux bananes

Snack: Oranges à la cannelle

Cuisses de poulet rôties au Romarin

Snack: Pomme et beurre d'arachide

Tagine de légumes

Jour 6:

Avocat et dinde sur pain grillé

Snack: Smoothie au lait de soya

Saumon et salade de riz brun

Snack: Barre d'abricots secs

Polenta au four

Jour 7:

Porridge crémeux

Snack: Coupe de Popcorn

Ragout de bœuf

Snack: Yaourt aux myrtilles

Poire et salade au fromage bleu

2 jours supplémentaires pour un mois complet

Jour 1:
Œufs au four avec des légumes
Snack: pois chiches rôtis
Bar au chou cuit à la vapeur
Snack: yaourt grec aux fraises
Tarte aux légumes

Jour 2:

Petit-déjeuner

Smoothie

Snack: Asperges grillées

Salade de poulet

Snack: Pomme au beurre d'arachide

Quinoa aux épices

Recettes de repas

PETIT DEJEUNER

Citron et Crêpes aux bleuets

Offrez-vous un lot fraîchement fait de crêpes qui donneront à votre journée une belle longueur d'avance. Compléter la saveur par de petits fruits piquants avec une cuillère de yaourt faible en gras et une pincée de cannelle.

Ingrédients (7 crêpes):

100g Farine de blé entier
100ml lait
1 petit œuf
40g bleuets
½ zeste citron
½ cuillère à café de crème de tartare
¼ de cuillère à café de bicarbonate de soude
½ cuillère à café de sirop de sucre roux
Beurre pour la cuisson

Temps de préparation: 10 min

Temps de cuisson: 10 min

Préparation:

Mélanger la farine, la crème de tartare et le bicarbonate avec une fourchette. Verser le sirop de sucre roux sur les ingrédients avec le zeste de citron et les bleuets. Verser le lait dans une tasse, briser l'œuf et bien mélanger avec une fourchette. Verser la plupart du mélange de lait dans le bol avec le mélange de farine et bien mélanger avec une spatule en caoutchouc. Continuez à ajouter plus de lait jusqu'à obtenir une pâte lisse et épaisse. Chauffer la poêle et brossez avec un peu de beurre, puis verser la pâte, 1 cuillère à soupe à la fois. Lorsque des bulles apparaissent au-dessus des crêpes, les retourner avec une spatule. Cuire jusqu'à ce qu'elles soient bien dorées. Gardez les crêpes au chaud jusqu'à ce que vous ayez utilisé la totalité de la pâte puis servir.

Valeur nutritive par crêpe: 69kcal, protéines 2g, glucides 12g (fibre 1g, 2g de sucre), lipides 1 g (1 g saturés), sel 0,1 g.

Pain aux bananes

Faible en gras et riche en glucides énergisants, ce pain aux bananes excellent pour la santé est une option parfaite pour le petit déjeuner. Associez-le avec un verre de lait et ajoutez un peu de calcium bénéfique à vos os dans votre régime alimentaire.

Ingrédients (10 tranches):

100g de farine autolevante

140g Farine de blé entier

300g purée de bananes très mûres

3 gros œufs battus

150g Yaourt nature faible en gras

4 cuillères à soupe de sirop d'agave

1 cuillère à café de poudre à pâte

1 cuillère à café de bicarbonate de soude

Une pincée de sel

Etaler du beurre ou de la margarine faible en gras, pour le plateau de cuisson

Temps de préparation: 20 min

Temps de cuisson : 1h et 15 min

Préparation:

Préchauffer le four à 140C ventilateur / gaz 3. Graisser et tapisser un moule de papier sulfurisé (en le gardant à 2cm au-dessus du haut du plateau).

Mélanger la farine, la poudre à pâte, le bicarbonate et une pincée de sel dans un grand bol.

Mélangez la banane, les œufs, le yaourt et le sirop puis rapidement incorporer les ingrédients secs.

Verser délicatement la pâte dans le moule.

Cuire au four pendant 1 h et 15 min ou jusqu'à ce qu'une fourchette en ressorte propre.

Couper le pain de banane puis servir chaud ou à température ambiante.

Valeur nutritive par tranche: 145kcal, protéines 6g, glucides 24g (fibre 3g, sucre 9g), graisse 2 g (1 g saturé), sel 0,6 g, 11% de vitamine B1, 13% de vitamine B9.

Asperges et Œufs doucement grillés

Un petit-déjeuner rapide avec un coup de pied de vitamine K, qui est riche en protéines et contient peu de graisse saturée. Servir à côté d'un morceau de pain de blé entier pour un coup de poing d'énergie supplémentaire.

Ingrédients (2 portions):

2 œufs
10 pointes d'asperges
25g de chapelure fine
1 cuillère à café d'huile d'olive
Une pincée de piment
Une pincée de paprika
Une pincée de sel de mer

Temps de préparation: 10 min
Temps de cuisson: 10 min

Préparation:

Chauffer l'huile dans une poêle antiadhésive, ajouter la chapelure et faire

frire jusqu'à ce qu'elle soit dorée et croustillante. Assaisonner avec le sel de mer et les épices, puis laissez refroidir.
Cuire les asperges dans une grande casserole d'eau bouillante jusqu'à tendreté. En même temps faire bouillir les œufs pendant 4 min.
Mettez chaque œuf dans un coquetier sur une plaque, diviser les asperges entre les plaques, disperser la chapelure et servir.

Valeur nutritive par portion: 186kcal, 12g de protéines, 12g de glucides (fibre 2g, sucre 3g), 10 g de lipides (2 g saturés), 0,75 g de sel, 18% de fer, 14% de vitamine A, 41% de vitamine K, 28% de vitamine B1, 20% de vitamine B2, 15% de vitamine B3, 18% de vitamine B9, 10% de vitamine B12.

Smoothie Petit-déjeuner

Essayez un smoothie aux fruits dès le matin, si vous voulez augmenter votre niveau d'énergie et aussi vous remplir de vitamines. La combinaison de mangue et fruits de la passion vous donne des saveurs exotiques et complémentaires.

Ingrédients (2 portions):

1 banane hachée
1 petite mangue, hachée
3 fruits de la passion
300 ml Jus d'orange, fraîchement pressé
Glaçons

Temps de préparation: 5 min
Pas de cuisson

Préparation:
Mettre la pulpe des fruits de la passion dans un mixer, ajouter la mangue, le

jus d'orange et la banane et mélanger jusqu'à consistance lisse. Verser dans 2 verres et servir immédiatement surmonté avec des glaçons.

Valeur nutritive par portion: 175kcal, protéines 3g, glucides 39g (fibre 4g, sucre 30g), sel 0,05 g, 12% de magnésium, 30% de vitamine C, 14% de vitamine B1, 10% de vitamine B2, 22% de vitamine B6, 20% de vitamine B9.

Barres de Granola

Essayez une barre de céréales si vous êtes pressé le matin et vous avez besoin d'un remontant avant le travail. Avec 30g de glucides par barre, vos besoins énergétiques seront sûrement satisfaits, et vos papilles apprécieront le mélange de noix/fruits/graines.

Ingrédients (6 bars):
100g flocons d'avoine
50 g de beurre, un peu plus pour graisser
50g de graines de tournesol
25g Noix hachées,
25g de graines de sésame
50g canneberges séchées
50g Sucre léger Muscavado
1 ½ cuillère à soupe de miel
½ cuillère à café de cannelle

Temps de préparation: 15 min
Temps de cuisson: 35 min

Préparation:
Préchauffer le four à 140C ventilateur / gaz 3. Beurrer et tapisser le fond d'un plat à four.
Mélanger la bouillie d'avoine, les noix et les graines dans un plat à rôtir puis le

mettre dans le four pendant 5 min. Chauffer le beurre, le sucre et le miel dans une casserole, en remuant jusqu'à ce que le beurre soit fondu. Ajouter le mélange d'avoine, canneberges séchées et la cannelle, puis mélanger jusqu'à ce que les flocons d'avoine soient bien enrobés. Versez dans le moule, appuyez légèrement puis cuire au four pendant 30 min.

Laisser refroidir le mélange dans le moule puis couper en 6 barres et servir.

Valeur nutritive par barre: 294kcal, 30g glucides (fibre 3g, sucre 17g), 17g de lipides (6g saturés), 0,15 g de sel, 10% de fer, 15% de vitamine E, 15% de vitamine B1.

Œufs aux légumes cuits au four

L'épinard est célèbre pour sa haute teneur en vitamine K et c'est une excellente option pour le petit déjeuner, jumelé avec un œuf et des tomates. Utilisez en plus des flocons de chili pour un peu de piquant supplémentaire. Pain croustillant

Ingrédients (2 portions):

2 œufs
200g de tomates hachées
50g épinards
½ cuillère à café de flocons de piment

Temps de préparation: 5 min
Temps de cuisson: 15 min

Préparation:

Préchauffer le four à 180 ° C / thermostat 6. Flétrir les feuilles d'épinards, puis presser l'excès d'eau et diviser entre 2 petits plats allant au four.

Mélanger les tomates avec les flocons de piment et d'autres assaisonnements en option, puis ajouter aux plats. Faire un petit trou au centre de chaque plat et craquez l'œuf. Cuire au four pendant 15 min et servir.

Valeur nutritive par portion: 114kcal, 9g de protéines, 3g de glucides (fibre 2g, sucre 1g), 7g de lipides (2g saturé), 0,45g de sel, 71% de vitamine A, 33% de vitamine C, 150% de vitamine K, 15% de vitamine B2, 21% de vitamine B9.

Porridge crémeux

Réchauffez-vous par un matin froid avec cette bouillie crémeuse saine. Remplacer l'extrait de vanille avec un peu de cannelle pour pimenter un peu les choses et donner un peu de spin au goût de la pomme.

Ingrédients (3 portions):
100g flocons d'avoine
100g de canneberges fraîches
500ml Lait entier
1 ½ pomme en dés
2 ½ cuillères sucre brun granulé
½ cuillerée extrait de vanille de cuillère à café

Temps de préparation: 5 min
Temps de cuisson: 15 min

Préparation:
Faire cuire les pommes dans une casserole avec 50 ml d'eau jusqu'à ce qu'elles soient presque tendres. Augmenter le feu et ajouter les canneberges, la moitié du sucre et laissez bouillir jusqu'à épaisseur.

Versez l'avoine, le lait, la vanille et le reste du sucre dans une casserole. Porter à ébullition en remuant constamment et laisser mijoter pendant 5 minutes jusqu'à consistance crémeuse. Diviser entre les 3 bols, garnir avec le mélange de fruits et servir.

Valeur nutritive par portion: 359kcal, protéines 12g, glucides 53g (fibre 5g, sucre 34g), 9g de lipides (5g saturés), 0,2 g de sel, 21% de calcium, 16% de magnésium, 13% de vitamine C, 23% de vitamine B1, 22 % de vitamine B2, 12% de vitamine B12.

Muffins fruités

Ces muffins tirent leur nom d'un beau mélange de fruits

frais et secs et peuvent être congelés jusqu'à 2 semaines sans rien perdre de leurs saveurs. Ajouter une tasse de lait d'amande pour une expérience «noisette».

Ingrédients (pour 6 muffins):

110g Farine de blé entier
1 gros œuf
25g de beurre fondu
90ml de lait écrémé
1 cuillère à café de poudre à pâte
50 ml de miel clair
70g d'abricots secs hachés
70g de raisins secs
40g de canneberges séchées
70g de bleuets frais
½ cuillère à café de cannelle
½ cuillère à café de zeste d'orange râpé

Temps de préparation: 10 min
Temps de cuisson: 25 min

Préparation:
Préchauffer le four à 200C ventilateur / gaz 6. Beurrer légèrement un moule à muffin de 6 trous.

Mettez la farine et la levure dans un bol. Dans un autre bol, battre légèrement les œufs puis incorporer le beurre fondu, le miel et le lait. Ajouter la farine puis ajouter sans tourner le mélange liquide. Verser le tout dans le moule à muffins et cuire au four pendant 20-25 min jusqu'à ce que les gâteaux soient bien levés et dorés sur le dessus. Laissez-les refroidir quelques minutes puis servir.

Valeur nutritive par muffin: 243kcal, protéines 5g, glucides 41G (fibre 2g, sucre 10g), 8g lipides (3G saturé), 0,6 g de sel, 13% de vitamine A, 11% de vitamine B1, 10% de vitamine B9.

Avocat et dinde sur pain grillé

Vous ne pouvez pas manquer un petit déjeuner qui contient de l'avocat. Associez l'avocat haut en graisses saines avec une dinde riche en protéines et profitez d'un repas avec une texture lisse et une tranche de pain ciabatta croustillante.

Ingrédients (2 portions):

1 avocat moyen, coupé en deux et dénoyauté
2 petites tranches de pain ciabatta
100g tranches de bacon de dinde
Jus de ½ citron vert

Temps de préparation: 10 min
Temps de cuisson: 5 min

Préparation:

Gratter la chair de l'avocat dans un bol, presser le citron avec, assaisonner et écraser en purée avec une fourchette.

Faire griller le pain ciabatta, étaler la purée d'avocat dessus avec de la dinde et servir.

Valeur nutritive par portion: 208kcal, protéines 15g, glucides 12g (fibre 2g, sucre 1g), lipides 11g (2g saturés), 1,3g de sel, 16% de vitamine C, 10% de vitamine E, 26% de vitamine K, 13% de vitamine B6, 20% de vitamine B9.

Feta et Omelette aux tomates semi-séchées

Une recette très simple, rapide, faible en calories qui est parfaite pour commencer une journée productive. Pour une petite saveur supplémentaire, utilisez des tomates qui ont été conservées dans un mélange d'huile d'olive et herbes italiennes.

Ingrédients (2 portions):

4 œufs, légèrement battus

50g de fromage feta émietté

8 tomates semi-séchées, hachées grossièrement

1 cuillère à soupe d'huile d'olive

Mesclun, pour servir

Temps de préparation: 5 min

Temps de cuisson: 5 min

Préparation:

Chauffer l'huile dans une petite poêle antiadhésive, puis ajouter les œufs et cuire tout en tournant avec une cuillère en bois. Quand les œufs sont un peu coulants au milieu, ajouter les tomates et feta, puis plier l'omelette en deux. Faites cuire pendant 1 min, puis faites-la glisser sur une plaque. Coupez-la en deux, diviser entre 2 assiettes et servir avec un mélange de salade verte.

Valeur nutritive par portion: 300 kcal, protéines 18 g, lipides 20 g (7 saturés), glucides 5g (fibre 1 g, sucre 4g), 1,8 g de sel, 15% de calcium, 22% de vitamine D, 20% de vitamine A, 15% de vitamine C, 25% de vitamine B12.

DÉJEUNER

Cuisses de poulet rôties au romarin

Une teneur élevée en protéines, savoureux plat avec des pommes de terre qui attirent le jus de cuisson citronné et un assortiment d'ingrédients qui couvrent un large spectre de vitamines et de minéraux.

Ingrédients (2 portions):

4 cuisses de poulet
250g Pommes de terre nouvelles, coupées en deux
1 grand bouquet d'asperges avec les extrémités jetées
½ bulbe d'ail entier, avec les têtes séparées
½ citron
1 cuillère à café d'huile d'olive
Une petite poignée de brins de romarin
Une pincée de sel
Poivre noir moulu

Temps de préparation: 10 min
Temps de cuisson: 45 min

Préparation:

Préchauffer le four à 180 ° C ventilateur / gaz 6. Mettez les pommes de terre, les asperges, les gousses d'ail, l'assaisonnement (au goût) et l'huile dans une grande rôtissoire. Presser le citron dans le plat puis couper les tranches de citron en morceaux et les jeter dedans. Mélanger le tout, couvrir le plat de papier d'aluminium et cuire pendant environ 15 min.

Retirer la feuille d'alu, ajouter les cuisses de poulet assaisonnées avec une pincée de sel et beaucoup de poivre puis rôtir pendant 30 minutes. Quand le poulet est croustillant et cuit et les pommes de terre sont tendres, diviser entre 2 assiettes et servir.

Valeur nutritive par portion: 509kcal, 30 g de protéines, glucides 32g (fibre 6g, sucre 5g), lipides 24g (6g saturés), 0,3 g sel, 14% de fer, 14% de magnésium, 48% de vitamine A, 25% de vitamine K, 15 % de vitamine B1, 15%vitamine B2 , 34% de vitamine B3, 35% de vitamine B6, 12% de vitamine B9.

Ragout (Cobbler) de bœuf

Une excellente source de vitamine B12, ce plat de viande hachée avec une faible teneur en gras et riche en protéines va vous satisfaire jusqu'au dîner et aussi vous donner l'énergie dont vous avez besoin tout l'après midi.

Ingrédients (pour 4 personnes):

500g de bœuf haché extra-maigre

140g de petits champignons châtaigne coupés en deux

500ml de bouillon de bœuf

1 oignon, haché finement

140g de farine autolevante

4 cuillères à soupe Yaourt nature faible en gras

2 cuillères à soupe de farine
140g de petits pois surgelés
1 cuillère à soupe de thym haché
Quelques gouttes de sauce Worcestershire

Temps de préparation: 20 min
Temps de cuisson: 50 min

Préparation:

Préchauffer le four à 160 ° C ventilateur / gaz 4.
Faire chauffer une grande poêle antiadhésive à feu vif et frire la viande hachée à sec. Remuer fréquemment et faire cuire jusqu'à ce que la viande brunisse. Ajouter les champignons et la farine, puis le bouillon de bœuf et la sauce Worcestershire. Amener à ébullition

et laisser cuire pendant 10 min. Mélanger la farine et le thym dans un bol. Incorporer le yaourt et suffisamment d'eau froide pour former une pâte qui ressemble a la pate a croissant. Coupez les pavés sur une surface légèrement farinée. L'épaisseur doit être d'environ 1,5 cm et le tour devrait être d'environ 12x5 cm. Ajouter les petits pois au mélange de viande hachée puis transférer dans un plat allant au four. Placer les pavés sur le dessus du mélange et cuire au four pendant 25 min jusqu'à ce que les pavés soient dorés et bien levés. Diviser entre 4 assiettes et servir.

Valeur nutritive par portion: 349kcal, protéines 35g, glucides 38g (fibre 4g, sucre 5g), graisse 7g (3G saturé), sel 1 g, 31% de fer, 13% de magnésium, 15% de la vitamine A, 11% de vitamine C, 12% de vitamine K, 38% de vitamine B1, 38% de vitamine B2, , 55% de vitamine B3, 30% de vitamine B6, 31% de vitamine B9, 48% de vitamine B12.

Saumon et Épinards

Riche en acides gras oméga 3 et en protéines de bonne qualité, le saumon est un choix de poisson parfait pour un plat principal. Prenez-le avec des épinards et donnez-lui du goût avec une portion cordiale de crème fraîche et vous obtiendrez le parfait déjeuner pour une bonne santé.

Ingrédients (2 portions):

2 filets de saumon sans peau

250g d'épinards

2 grandes cuillères de crème fraîche écrémée

1 petite cuillère de câpres égouttées
1 petite cuillère d'huile d'olive
Jus d'un ½ citron
2 grandes cuillères de persil haché
Une pincée de sel de mer
Du poivre noir moulu

Temps de préparation: 5 min
Temps de cuisson: 12 min

Préparation:
Chauffez l'huile dans une casserole, assaisonnez les saumons avec un peu de sel de mer et du poivre des deux côtés puis les faire frire pendant 4 minutes sur chaque côté jusqu'à ce que la chair se détache facilement. Mettez-les de côté sur une assiette.
Mettez les feuilles d'épinards dans la casserole chaude, puis couvrez-la et laissez flétrir pendant 1 minute. Prenez les épinards avec une

cuillère et garnissez-en le haut des saumons.

Chauffez doucement la crème fraîche dans la casserole avec un filet de jus de citron, les câpres et le persil. Faites attention de ne pas faire bouillir. Versez la sauce avec une cuillère sur le poisson et les épinards et servez.

Valeur nutritive par portion: 321kcal, 32g protéines, 6g glucides (3g fibres, 3g sucre), 20g lipides (5g saturés), 0.8g sel, 14% de calcium, 25% de fer, 35% de magnésium, 239% de vitamine A, 58% de vitamine C, 20% de vitamine E, 756% de vitamine K, 24% de vitamine B1, 20% de vitamine B2, 61% de vitamine B3, 26% de vitamine B6, 106% de vitamine B6, 80% de vitamine B12.

Ratatouille Poulet

Une recette de poulet classique qui bénéficie de protéine de bonne qualité et d'un mélange de légumes qui réunit tant le goût qu'une bonne quantité de vitamines et de minéraux.

Ingrédients (2 portions):

- 2 poitrines de poulet sans peau
- ½ petite aubergine coupée en morceaux
- ½ courgette
- 1 petit oignon coupé en pointes
- 2 tomates coupées en moitiés
- 1 poivron rouge coupé en morceaux
- 2 grandes cuillères d'huile d'olive, plus un extra pour assaisonner
- Quelques tiges de romarin
- Une pincée de sel
- Du poivre noir moulu

Temps de préparation: 25 min
Temps de cuisson: 35 min

Préparation:
Chauffez le four à 200C le ventilateur / le gaz 6. Posez tout les légumes dans une rôtissoire peu profonde. Versez l'huile d'olive dessus et utilisez vos mains pour enduire tout les ingrédients. Mettez les poitrines de poulet sur les légumes et ajoutez les brins de romarin. Assaisonnez le tout avec le sel et le poivre puis arrosez avec un peu d'huile sur le poulet. Faites rôtir pendant environ 35 minutes puis servez.

Valeur nutritive par portion: 318kcal, 37g protéines, 13g glucides (4g fibres), 14g lipides (2g saturés), 0.25g sel, 11% de fer, 20% de magnésium, 60% de vitamine A, 17% de vitamine C, 20% de vitamine E, 33% de vitamine K, 16% de vitamine B1, 17% de vitamine B2, 77% de vitamine B3, 57% de vitamine B6, 24% de vitamine B9.

Salade de Thon

Délicieuse tant chaude que froide, cette salade de thon est une grande option de repas à emporter. Avec une bonne portion de vitamine B12, ce repas stimulera votre système immunitaire tout en éclatant de saveur.

Ingrédients (4 portions):
Boîte de thon de 160g à l'eau, bien égouttée
300g de pommes de terre nouvelles
175g de graines de soja congelés
175g d'haricots verts coupés en deux

Une poignée de feuilles de roquettes
Pour l'assaisonnement :
2 grandes cuillères d'huile d'olive
1 grande cuillère de vinaigre de vin rouge
2 petites cuillères de pâte d'harissa

Temps de préparation: 10 min
Temps de cuisson: 15 min

Préparation:
Faites bouillir les pommes de terre jusqu'à ce qu'elles soient presque tendres. Ajoutez les haricots et faites cuire encore 5 minutes. Dans un petit bol, mélanger ensemble l'harissa et le vinaigre avec un peu d'assaisonnement, puis mélangez-y l'huile jusqu'à ce que la préparation épaississe. Égouttez les pommes de terre, mettez-les au milieu de l'assaisonnement et laissez refroidir.

Émiettez le thon sur les pommes de terre, Ajoutez le reste de l'assaisonnement et mélangez doucement. Divisez en 4 bols et servez chacun avec des feuilles de roquettes.

vitamine C, 37% de vitamine E, 28% de vitamine K, 21% de vitamine B1, 18% de vitamine B2, 64% de vitamine B3, 42% de vitamine B6, 72% de vitamine B9, 38% de vitamine B12.

Valeur nutritive par portion: 211kcal, 15g protéines, 19g glucides (4g fibres, 2g sucre), 9g lipides (1g saturés), 0.15g sel, 11% de calcium, 25% de fer, 30% de magnésium, 63% de

Ragoût de Bœuf

Il se pourrait que cela prenne un certain temps pour préparer ce ragoût délicieux, mais la riche épaisseur et le goût fort en valent sans doute la peine. Vous pouvez aussi faire une plus grande fournée, puis le congeler et le décongeler pour un repas simple, efficace et sans problème.

Ingrédients (4 portions):

500g de bœuf à ragoût coupés en gros morceaux

1 boîte de 400g de tomates coupées

1 oignon coupé

200g de beurre

Des haricots rincés et égouttés

1 petite cuillère de paprika doux

1 petite cuillère de cumin moulu

1 petite cuillère de poudre de chili

1 grande cuillère de vinaigre de vin blanc/rouge

1 grande cuillère de sucre en poudre

Temps de préparation: 10 min
Temps de cuisson: 3 heures

Préparation:
Chauffez le four à 140C le ventilateur / le gaz 3. Mélangez le bœuf, les tomates, les oignons, le vinaigre, le sucre et les épices dans une cocotte à four. Couvrez et faites cuire pendant 2 ½ heures. Enlevez le plat du four, ajoutez-y les haricots et mélangez et faites cuire encore 30 minutes. Laissez le couvercle entr'ouvert si la sauce est trop juteuse, ou bien couvert si la consistance est bonne. Enlevez du four quand le bœuf est tendre et servez chaud.

Valeur nutritive par portion: 341kcal, 42g protéines, 18g glucides (4g fibres, 11g sucre), 12g lipides (5g saturés), 0.95g sel, 23% de fer, 14%

de magnésium, 24% de vitamine C, 10% de vitamine B1, 11% de vitamine B2, 43% de vitamine B3, 40% de vitamine B6, 22% de vitamine B12.

Bar au Chou cuit à la Vapeur

Le bar est un autre poisson chargé d'acide gras oméga 3. Associé avec du chou vert qui apporte beaucoup de vitamines au mélange, ce poisson est une grande option et plein de goût pour un déjeuner.

Ingrédients (2 portions):

2 filets de bar de mer
300g de chou vert finement coupé
1 piment rouge égrené et finement coupé
2 gousses d'ail finement tranchées

2 petites cuillères d'huile d'olive
1 petite cuillère de racine de gingembre frais
1 petite cuillère d'huile de sésame
2 petites cuillères de sauce de soja peu salée
Une pincée de sel

Temps de préparation: 10 min
Temps de cuisson: 10 min

Préparation:

Saupoudrez le poisson avec le gingembre, le piment et le sel. Faites cuire le chou à la vapeur pendant 5 minutes puis posez le poisson sur le chou et faites cuire à la vapeur pendant encore 5 minutes. Chauffez les huiles dans une petite casserole et faites cuire l'ail jusqu'à ce qu'il soit légèrement doré.

Placez le poisson et le chou sur les assiettes et enduisez-les avec la sauce de soja. Versez dessus l'huile aillée et servez.

Valeur nutritive par portion: 188kcal, 23g protéines, 11g glucides (4g fibres, 7g sucre), 8g lipides (1g saturés), 0.8g sel, 16% de magnésium, 92% de vitamine C, 147% de vitamine K, 15% de vitamine B1, 12% de vitamine B2, 11% de vitamine B3, 35% de vitamine B6, 13% de vitamine B9.

Minestrone

Essayez cette soupe de 15 minutes qui est riche en énergie en raison de sa composante de pâtes. Le nappage de parmesan et du pesto est autant savoureux que coloré et vous en demanderez plus.

Ingrédients (2 portions):
500ml bouillon de légumes chaud
50g spaghettis fins de blé complet cassé en morceaux courts
180g mélange de légumes congelés
200g tomates coupées
2 grandes cuillères de pesto
Fromage Parmesan à la mode végétarienne grossièrement râpé pour servir

Temps de préparation: 5 min
Temps de cuisson: 10 min

Préparation:
Faites bouillir le bouillon avec les tomates, ajoutez ensuite les spaghettis et cuisinez jusqu'à ce que ce soit presque cuit. Quelques minutes avant que les pâtes soient prêtes, ajoutez les légumes et refaites bouillir, puis faites cuire à petit feu ensuite

jusqu'à ce que tout soit bien cuit. Versez le pesto dessus et saupoudrez avec le parmesan et servez.

Valeur nutritive par portion: 200kcal, 8g protéines, 30g glucides (6g fibres, 8g sucre), 5g lipides, 0.55g sel, 12% de fer, 11% de magnésium, 81% de vitamine A, 18% de vitamine C.

Salade de Poulet

Cette simple salade de poulet est un bon exemple d'un déjeuner rapide qui peut être emballé et prêt pour emporter. Le mélange de légumes, poulet, huile de poisson et sucre en font une recette fascinante.

Ingrédients (2 portions):

2 poitrines de poulet sans peau
½ oignon rouge finement tranché
½ concombre tranché
200g de mélange de feuilles de salades
2 grandes cuillères de sauce de poisson
1 grande cuillère de sucre en poudre
1 piment épépiné et finement tranché
Zeste et jus d'un citron vert
Une grande poignée de coriandre grossièrement découpée

Temps de préparation: 10 min
Temps de cuisson: 15 min

Préparation:
Couvrez le poulet avec de l'eau froide, amenez à ébullition et cuisinez pendant 10 minutes. Quand le poulet est cuit, déchiquetez-le en lambeaux.

Mélangez la sauce de poisson, le sucre, le jus de citron vert et le zeste jusqu'à ce que le sucre se dissolve. Divisez les feuilles de salade et la coriandre entre les assiettes, posez dessus le poulet, l'oignon, le piment et le concombre puis versez la sauce par-dessus et servez.

Valeur nutritive par portion: 218kcal, 38g protéines, 12g glucides (10g fibres, 3g sucre), 2g lipides, 11% de fer, 14% de magnésium, 149% de vitamine A, 39% de vitamine C, 232% de vitamine K, 12% de vitamine B1, 12% de vitamine B2, 68% de vitamine B3, 38% de vitamine B6, 13% de vitamine B9.

Spaghetti avec des Sardines

Les sardines sont autant délicieuses que riches en vitamine B12. Combinées avec les spaghettis et recouvertes avec une sauce tomate aillée, elles créent un équilibre agréable de vitamines, protéines et de glucides pleins d'énergie.

Ingrédients (2 portions):

- 200g de spaghettis au blé complet
- Une boîte de 95g de sardines sans peau ni arêtes en sauce tomate
- Une boîte de 100g de tomates coupées
- 50g d'olives noires dénoyautées, grossièrement coupées
- 1 gousse d'ail écrasée
- 1 petite cuillère de câpres égouttées
- 1 petite cuillère d'huile d'olive
- Une pincée de flocons de chili

Une petite poignée de persil haché

Temps de préparation: 5 min
Temps de cuisson: 15 min

Préparation:

Faites cuire les spaghettis selon les instructions sur le paquet. Chauffez de l'huile dans une casserole et faites cuire l'ail pendant 1 minute. Ajoutez les sardines, les tomates, les flocons de chili, en écrasant grossièrement avec une cuillère. Réchauffez pendant 2 à 3 minutes. Insérez ensuite les câpres, les olives et la plupart du persil. Mélangez bien. Égouttez les pâtes, en réservant quelques grandes cuillères d'eau. Ajoutez les pâtes à la sauce, mélangez bien puis versez-y l'eau réservée si la sauce est épaisse. Divisez entre 2 bols, saupoudrez avec le reste du persil et servez.

Valeur nutritive par portion: 495kcal, 21g protéines, 77g glucides (5g fibres, 5g sucre), 14g lipides (2g saturés), 1.1g sel, 15% de calcium, 18% de fer, 18% de magnésium, 58% de vitamine D, 12% de vitamine B2, 21% de vitamine B3, 10% de vitamine B6, 70% de vitamine B12.

Curry de Poulet avec Beurre d'Arachide

Ce curry de poulet est riche en vitamine B3 et en protéine de haute qualité. Servez-le avec du riz marron cuit à la vapeur qui va bien avec le beurre de cacahuète de la sauce et apporte des glucides à la table si nécessaire.

Ingrédients (2 portions):

2 poitrines de poulet sans peau coupées en morceaux

100g de yaourt Grec

75ml de bouillon de poule

2 ½ grandes cuillères de beurre de cacahuètes

1 petit piment rouge épépiné

1 petite gousse d'ail

¼ d'un doigt de racine de gingembre frais grossièrement coupé

1 petite cuillère d'huile d'olive

Un petit bouquet de coriandre grossièrement haché

Temps de préparation: 5 min

Temps de cuisson: 15 min

Préparation:

Coupez finement un quart du piment rouge puis mettez le reste dans un robot de cuisine avec l'ail, la coriandre et le gingembre. Faites une préparation épaisse et ajoutez un peu d'eau si nécessaire. Chauffez de l'huile dans une casserole et dorez vite le poulet pendant 1 minute. Mélangez-le dans la préparation pendant 1 minute et ajoutez le yaourt, le bouillon de poule et le beurre de cacahuètes. Cuisinez pendant encore 10 minutes jusqu'à ce que la sauce se soit épaissie et le poulet soit bien cuit.

Valeur nutritive par portion: 358kcal, 43g protéines, 4g glucides (1g fibres, 3g sucre), 19g lipides (6g saturés), 0.7g sel, 14% de magnésium, 76% de vitamine B3, 36% de vitamine B6.

Salade de Saumon et de Riz Brun

Une recette épicée et délicieuse qui a la

combinaison idéale de protéines maigres, de graisses bonnes pour la santé du cœur et de glucides lents. Le saumon et la salade de riz marron sont riches en vitamines et ont un goût basé sur le soja oriental.

Ingrédients (2 portions):

1 filet de saumon sans peau
100g de riz basmati brun
100g de soja congelé et décongelé
2 petites cuillères de sauce de soja pauvre en sodium
1 concombre coupé en dés
½ piment rouge coupé en dés
Zeste et jus d'un ½ citron vert
Un petit bouquet de jeunes oignons, tranchés
Un petit bouquet de coriandre grossièrement haché

Temps de préparation: 15 min
Temps de cuisson: 25 min

Préparation:
Faites cuire le riz en suivant les instructions sur le paquet et, 3 minutes avant qu'il ne soit cuit, ajoutez les fèves de soja. Égouttez et refroidissez sous l'eau froide. Mettez le saumon sur une assiette et dans le four à micro-ondes sur fort jusqu'à ce que ce soit cuit (environ 3 minutes). Émiettez le saumon doucement, incorporez avec les jeunes oignons, le concombre, la coriandre, le riz et les haricots. Mélangez le jus et le zeste du citron vert, le soja et le piment dans un bol séparé, versez sur le plat de riz et servez.

Valeur nutritive par portion: 497kcal, 34g protéines, 61g glucides (5g fibres, 6 g sucre), 15g lipides (3g saturés), 1.5g sel, 10% de calcium, 19% de fer, 31% de magnésium, 14% de vitamine A, 24% de vitamine C, 146% de vitamine K, 32% de vitamine B1, 16% de vitamine B2, 63% de vitamine B3, 22% de vitamine B6, 49% de vitamine B9, 80% de vitamine B12.

Dhal (curry) de lentilles à l'aubergine

Un dîner riche en fibre et en vitamines, la lentille Dahl avec l'aubergine grillée est une façon originale de combiner un assortiment simple de légumes parfumé avec des épices indiennes.

Ingrédients (2 portions):

100g lentilles rincées

1 aubergine moyenne coupée en tranches (2 cm)

1 oignon moyen finement tranché

1 gousse d'ail finement hachée

Morceau de 3 cm de gingembre râpé

1 grande cuillère de pâte de tamarin

2 grandes cuillères d'huile d'olive

1 petite cuillère de curcuma

1 petite cuillère de poudre de curry

¼ petite cuillère de sel

Une pincée de poivre noir moulu

Temps de préparation: 10 min

Temps de cuisson: 25 min

Préparation:

Versez 500 millilitres d'eau sur les lentilles, la pâte de tamarin et le curcuma. Ajoutez un peu de sel et faites bouillir jusqu'à ce que ce soit très moelleux, en vous assurant d'enlever toute la mousse qui se forme sur le haut. Chauffez 1 grande cuillère d'huile et faites cuire l'oignon, le gingembre et l'ail jusqu'à ce que ce soit doré. Ajoutez la poudre de curry et faites cuire pendant encore 2 minutes. Versez le mélange de lentilles et faites cuire pendant 10 minutes. Chauffez une plaque chauffante très chaude. Frottez 1 grande cuillère d'huile sur les tranches d'aubergine et assaisonnez avec le poivre noir et le reste du sel. Cuisinez pendant 2 minutes sur chaque côté de l'aubergine jusqu'à ce que ce soit légèrement noirci. Placez le mélange de lentille sur une assiette, mettez dessus les tranches d'aubergine grillées et servez.

Valeur nutritive par portion: 325kcal 15g protéines, 41g glucides (7g fibres,

10g sucre), 13g lipides (1g saturés), 0.75g sel, 24% de fer, 25% de magnésium, 19% de magnésium, 14% de vitamine E, 23% de vitamine K, 36% de vitamine B1, 12% de vitamine B2, 14% de vitamine B3, 26% de vitamine B6, 75% de vitamine B9.

Spaghetti Épicés

Un plat facile à faire, pauvre en gras, riche en nutriments et chargé de légumes. Pour un goût épicé supplémentaire, gardez les pépins du piment rouge et appréciez la brûlure.

Ingrédients (4 portions):
300g spaghetti de blé complet
250g de champignons de châtaigner finement tranchés
1 boîte de 1 x 400g de tomates coupées

1 gousse d'ail finement tranchée
1 oignon moyen finement coupé
1 branche de céleri finement coupée
½ piment rouge épépiné finement tranché
2 grandes cuillères d'huile d'olive
Un petit bouquet de persil seulement les feuilles coupées
Une pincée de sel

Temps de préparation: 10 min

Temps de cuisson: 15 min

Préparation:

Faites cuire les spaghettis selon les instructions sur le paquet, puis égouttez-les.

Chauffez 1 grande cuillère d'huile dans une casserole, ajoutez les champignons et faites frire pendant 3 minutes jusqu'à ce que ce soit tendre. Ajoutez l'ail, faites frire encore 1 minute

puis mettre le mélange dans un bol avec le persil.
Chauffez le reste de l'huile, ajoutez le céleri et l'oignon et cuisinez pendant 5 minutes. Mélangez les tomates, le piment et un peu de sel. Amenez à ébullition, réduisez la chaleur et cuisez à petit feu pendant 10 minutes, non couvert, jusqu'à ce que la sauce se soit épaissie. Mettez les spaghettis dans la sauce, garnir avec les champignons et servez.

Valeur nutritive par portion: 346kcal, 12g protéines, 62g glucides (5g fibres, 7g sucre), 7g lipides (1g saturés), 0.35g sel, 22% de fer, 15% de magnésium, 19% de vitamine C, 10% de vitamine E, 12% de vitamine K, 51% de vitamine B1, 33% de vitamine B2, 40% de vitamine B3, 11% de vitamine B6, 49% de vitamine B9.

Cannelloni aux Épinards et au Tofu

Ce délicieux repas d'épinards et de tofu est le meilleur ami d'un végétarien. Plein de vitamines et de minéraux, ce plat est délicieux et sain et il a la valeur ajoutée de garder un très bon goût après avoir été congelé.

Ingrédients (6 portions):

300g feuilles de lasagnes
350g tofu velouté
400g d'épinards
2 boîtes de 400 g de tomates coupées
3 gousses d'ail finement hachées
1 grand oignon découpé
50g pignons de pins découpés
4 grandes cuillères de chapelure fraîche
2 grandes cuillères d'huile d'olive

Une pincée de muscade râpée
Poivre selon le goût

Temps de préparation: 25 min
Temps de cuisson: 1 h

Préparation:
Chauffez de l'huile d'olive dans une casserole, ajoutez l'oignon et 1/3 de l'ail et faites frire jusqu'à ce que ce soit tendre. Versez les tomates, assaisonnez et amenez à ébullition, réduisez ensuite la chaleur et cuisinez pendant 10 minutes jusqu'à ce que la sauce se soit épaissie. Chauffez l'huile restante et faites cuire un autre 1/3 de l'ail pendant 1 minute, ajoutez les épinards et les pignons de pin. Cuisinez jusqu'à ce que les épinards aient diminué et enlevez le liquide en excès. Mélangez le tofu avec un mixer manuel jusqu'à ce que ce soit lisse et mélangez-le

avec les épinards, la muscade et un peu de poivre. Sortez du feu et laissez refroidir légèrement. Chauffez le four à 200 ventilateur / le gaz 6. Versez la moitié de la sauce tomate dans un plat allant au four. Étendez les feuilles de lasagnes sur une plaque, divisez les épinards parmi elles puis enroulez-les et placez-les sur la sauce. Versez la sauce restante dessus et faites cuire pendant 30 minutes. Mélangez la chapelure avec le reste de l'ail et les pignons de pin, saupoudrez-les sur le haut du plat, arrosez avec l'huile restante et faites cuire pendant 10 minutes jusqu'à ce que la chapelure soit dorée. Servez chaud.

Valeur nutritive par portion: 284kcal, 13g protéines, 30g glucides (4g fibres, 6g sucre), 13g lipides (2g saturés), 0.65g sel,

25% de calcium, 30% de fer, 29% de magnésium, 129% de vitamine A, 52% de vitamine C, 19% de vitamine E, 417% de vitamine K, 15% de vitamine B1, 16% de vitamine B2, 13% de vitamine B3, 13% de vitamine B6, 41% de vitamine B9.

Beignets aux Haricots Verts et Maïs

Essayez ces beignets végétariens faits avec des jeunes oignons, des haricots et du maïs. Servez-les avec de la pulpe d'avocat crémeuse et de la sauce douce et ravissez vos papilles gustatives.

Ingrédients (2 portions):
1 x 200g de maïs bouilli et égouttés
25grs d'haricots verts découpés

50g de farine auto levante

1 petit avocat coupé en dés

125g confit de chili Tracklemans

½ piment rouge épépiné finement coupé

1 gros œuf battu

2 jeunes oignons découpés

40ml de lait

Jus d'un ½ citron vert

1 grande cuillère d'huile d'olive

Une petite poignée de feuilles de coriandre

Une pincée de sel

Une pincée de poivre noir moulu

Temps de préparation: 10 min

Temps de cuisson: 10 min

Préparation:

Mélangez ensemble les œufs, le lait, le maïs, les oignons printaniers, les haricots, la farine, le lait, la moitié du piment, la moitié de la coriandre et un peu d'assaisonnement dans un grand bol. Mélangez l'avocat avec le reste de la coriandre, le piment et le jus de citron vert.

Chauffez de l'huile d'olive dans une poêle antiadhésive et versez-y 3 cuillères du mélange de maïs, un peu espacées. Quand c'est brun d'un côté, retournez et faites cuire pendant 2 minutes. Répétez cela avec la pâte de maïs restante. Servez les beignets chauds avec la salsa d'avocat et le confit de chili.

Valeur nutritive par portion: 353kcal, 9g protéines, 35g glucides (5g fibres, 8g sucre), 20g lipides (4g saturé, 0.8g sel, 13% de fer, 17% de vitamine C, 21% de vitamine K, 18% de vitamine B1, 16% de vitamine B2, 16% de vitamine B3, 13% de vitamine B6, 38% de vitamine B9.

Risotto de Romarin

Faites une intéressante recette de risotto en ajoutant des artichauts, des pignons de pins toastés et une portion cordiale d'aiguilles de romarin et appréciez un dîner richement parfumé.

Ingrédients (2 portions):

70g de riz Arborio pour risotto
Une boîte de 200g de cœurs d'artichauts en eau, égouttés coupés en deux
1 oignon rouge tranché en quartiers minces
1 poivron rouge coupé en morceaux
75ml de vin blanc
400ml de bouillon de légumes peu salé
1 grande cuillère de pignons de pins toastés
1 grande cuillère de parmesan râpé

1 petite cuillère d'huile d'olive
1 grande cuillère d'aiguilles de romarin
Une pincée de sel

Temps de préparation: 15 min
Temps de cuisson: 35 min

Préparation:
Chauffez de l'huile dans un wok. Faites cuire les oignons à chaleur moyenne pendant 6 à 7 minutes jusqu'à ce que ce soit tendre et doré. Ajoutez le poivron et le romarin et cuisinez pendant encore 5 minutes. Ajoutez le riz et mélangez. Versez le vin et la moitié du bouillon, amenez à ébullition, réduisez ensuite la chaleur et cuisez à petit feu doucement jusqu'à ce que presque tout le liquide soit absorbé. Ajoutez le reste du bouillon et procédez comme décrit au-dessus. Ajoutez les artichauts et cuisez à

petit feu de nouveau jusqu'à ce que le riz soit devenu tendre. Assaisonnez avec une pincée de sel, mélangez avec le fromage de parmesan et la moitié des pignons de pin. Dispersez les pignons de pin restants dessus et servez.

Valeur nutritive par portion: 299kcal, 9g protéines, 44g glucides (4g fibres, 9g sucre), 10g lipides (2g saturés), 0.7g sel, 18% de magnésium, 86% de vitamine C, 11% de vitamine K, 15% de vitamine B1, 12% de vitamine B3, 20% de vitamine B6.

Salade de Poire et de Fromage Bleu

Faites griller des poires juteuses et mettez-les en contraste avec le goût doux d'un fromage bleu robuste et une vinaigrette de miel dans ce mélange de salade fascinant. Ajoutez une poignée de feuilles de roquettes pour plus de vert et de vitamines.

Ingrédients (2 portions):
2 poires mures, fermes, tranchées dans la longueur en tranches de 1 cm
75g de fromage bleu émietté
1 grande cuillère d'huile d'olive
1 petite cuillère de miel
1 petite cuillère de vinaigre de vin blanc
120g de mélange de feuilles de salades

Temps de préparation: 10 min
Temps de cuisson: 15 min

Préparation:
Enduisez les poires avec un peu d'huile. Chauffez une casserole, faites cuire

les poires pendant 1 minute de chaque côté, mettez-les ensuite de côté pour les refroidir. Mélangez le reste de l'huile, le miel et le vinaigre. Mettez les poires avec le fromage et les feuilles de salades, divisez ensuite entre 2 assiettes, arrosez avec la sauce et servez.

Valeur nutritive par portion: 259kcal, 8g protéines, 24g glucides (5g fibres, 19g sucre), 17g lipides (8g saturés), 1.2g sel, 20% de calcium, 13% de vitamine A, 14% de vitamine C, 31% de vitamine K, 11% de vitamine B2, 11% de vitamine B9.

Polenta au Four
Cette fête italienne minérale et vitaminée est autant nutritive que délicieuse.

Personnalisez ce plat selon votre goût en combinant le fromage de chèvre avec le fromage Bleu / le Parmesan / le Cheshire.

Ingrédients (4 portions):

Un paquet de 500g de polenta prête à l'emploi

2 boîtes de 400g de tomates coupées

100g de fromage de chèvre avec la croûte coupée en morceaux

300g d'épinards frais

3 gousses d'ail coupées

1 grande cuillère d'huile d'olive

Une pincée de sel

Temps de préparation: 20 min

Temps de cuisson: 20 min

Préparation:

Chauffez le four à 220C le ventilateur / le gaz 7 et faites bouillir la bouilloire. Dans un bol, mélangez les tomates avec l'ail et sel, ensuite versez dans un grand plat de cuisson. Faites flétrir les épinards, puis les rincer dans l'eau froide et extraire tout l'excès de liquide. Coupez grossièrement les épinards et éparpillez-les sur les tomates. Coupez la polenta et placez les morceaux sur le dessus des épinards. Arrosez avec l'huile et faites cuire pendant environ 15 minutes. Éparpillez le fromage dessus et remettre au four pendant encore 5 minutes. Servez chaud.

Valeur nutritive par portion: 240kcal, 12g protéines, 26g glucides (6g fibres, 7g sucre), 10g lipides (5g saturés), 1.6g sel, 25% de calcium, 110% de fer, 23% de magnésium, 169% de vitamine A, 61% de vitamine C, 18% de vitamine E, 462% de vitamine K, 11% de vitamine B1, 28% de vitamine B2, 12% de vitamine B3, 1-% de vitamine B6, 39% de vitamine B9.

Tagine Végétarien

Sain et copieux, ce plat végétarien profite des pois chiches, de la courgette et des pois dans un mélange qui se surpasse par une combinaison audacieuse d'épices et un service doux de raisins secs.

Ingrédients (2 portions):

Boîte de 200g pois chiches rincés et égouttés
1 grande courgette coupée en morceaux
1 oignon coupé
1 tomate coupée
150g de pois congelés
200ml de bouillon de légumes
2 grandes cuillères de raisins secs

1 grande cuillère d'huile d'olive
¼ petite cuillère de cannelle moulue
¼ de petite cuillère de coriandre moulue
¼ de petite cuillère de cumin moulu
De la coriandre coupée pour servir

Temps de préparation: 10 min
Temps de cuisson: 20 min

Préparation:
Chauffez de l'huile dans une casserole, ensuite faites frire les oignons pendant 5 minutes jusqu'à ce qu'ils deviennent doux. Ajoutez les épices, la tomate, la courgette, les pois chiches, les raisins secs et le bouillon et amenez à ébullition. Couvrez et faites cuire à petit feu pendant 10 minutes puis ajoutez les pois et cuisinez encore 5 minutes. Saupoudrez avec de la coriandre et servez.

Valeur nutritive par portion: 246kcal, 12g protéines, 36g glucides (9g fibres, 19g sucre), 9g lipides (1g saturés), 0.55g sel, 13% de fer, 21% de magnésium, 44% de vitamine K, 25% de vitamine B1, 22% de vitamine B2, 13% de vitamine B3, 52% de vitamine B6, 45% de vitamine B9.

Quinoa Épicé

Le quinoa est une bonne source de protéines végétales et il est parfumé agréablement par le fromage feta et les amandes effilées. Appréciez ce plat délicieux parfumé au citron et la quantité cordiale de magnésium et de vitamines.

Ingrédients (2 portions):

150g de quinoa rincé
50g de fromage feta émietté
25g amandes effilées grillées
Jus d'un ¼ de citron
¼ petite cuillère de curcuma
½ petite cuillère de coriandre moulue
1 petite cuillère d'huile d'olive
Une poignée de persil grossièrement coupé

Temps de préparation: 10 min

Temps de cuisson: 15 min

Préparation:

Chauffez de l'huile dans une grande casserole, ajoutez ensuite les épices et faire frire jusqu'à ce que ce soit parfumé. Ajoutez le quinoa et faites frire pour une autre minute jusqu'à ce que vous puissiez entendre des sons éclatants. Versez 300 millilitres d'eau bouillante et faites cuire à petit feu doucement pendant environ 10 minutes jusqu'à ce que l'eau se soit évaporée et les grains ont une auréole blanche autour d'eux. Laissez refroidir légèrement puis mélangez les autres Ingrédients et servez.

Valeur nutritive par portion: 404kcal, 17g protéines, 44g glucides (1g fibres, 6 g sucre), 19g lipides (4g saturés), 0.7g sel, 15% de calcium, 19% de fer, 37% de magnésium, 11% de vitamine E, 20% de vitamine B1, 37% de vitamine B2, 23% de vitamine B6, 36% de vitamine B9.

Tourte aux Légumes

Essayez cette tourte chargée de vitamine A qui apporte une grande variété de légumes à table. La croûte de purée de pommes de terre est astucieuse et la farce est une joie pour le goût.

Ingrédients (4 portions):

900g de pommes de terre coupées en morceaux
200g de pois congelés
½ chou-fleur cassé en petits fleurons
300g de carottes coupées en petits bâtonnets
1 boîte de 400g de tomates coupées
4 gousses d'ail finement tranchées
2 oignons tranchés
200ml de lait
1 brin de romarin les feuilles finement coupées
1 petite cuillère farine
1 grande cuillère d'huile d'olive
Une pincée de sel

Temps de préparation: 15 min
Temps de cuisson: 45 min

Préparation:

Chauffez 1 petite cuillère d'huile dans un plat ignifugé à chaleur moyenne. Ajoutez les oignons et cuisinez jusqu'à ce qu'ils soient doux, versez la farine et cuisinez pendant encore 2 minutes. Ajoutez le chou-fleur, les carottes, l'ail et le romarin et cuisinez pendant 5 minutes, en remuant régulièrement. Mettez-y les tomates et une tasse pleine d'eau. Couvrez avec un couvercle et faites cuire à petit feu pendant 10 minutes, enlevez ensuite le couvercle et cuisinez pendant encore 10 minutes jusqu'à ce que la sauce se soit épaissie et les légumes soient bien cuits. Assaisonnez, ajoutez les pois et cuisinez pendant 1 minute.
Faites bouillir les pommes de terre, égouttez-les et écrasez-les. Ajoutez et mélangez assez de

lait pour arriver à une consistance moelleuse, ajoutez alors l'huile d'olive restante. Chauffez le gril, versez le mélange de légumes (chaud) dans un plat de tourte, versez la purée de pommes de terre par-dessus et placez sous le gril pendant quelques minutes jusqu'à ce que le haut devienne marron doré. Servez chaud.

Valeur nutritive par portion: 388kcal, 15g protéines, 62g glucides (11g fibres, 18g sucre), 8g lipides (2g saturés), 0.3g sel, 17% de calcium, 24% de fer, 47% de magnésium, 263% de vitamine A, 51% de vitamine K, 32% de vitamine B1, 21% de vitamine B2, 25% de vitamine B3, 55% de vitamine B6, 34% de vitamine B9.

Salade de Courge et de Lentilles

Cette salade pleine de vie profite des lentilles en boîte et de la courge juteuse. Le résultat est une salade riche en fibre qui contient la valeur de plus d'un jour de vitamine A, K et B9.

Ingrédients (2 portions):

- 500g de courge coupée en morceaux
- 1 boîte de 400g de lentilles du Puy en eau égouttées
- 50g d'épinards
- 70g de tomates cerise coupées en deux
- 1 gousse d'ail écrasée
- ¼ d'oignon rouge tranché
- 20g de fromage de Cheshire émietté
- 1 petite cuillère de feuilles de thym
- 1 petite cuillère de vinaigre balsamique
- ½ petite cuillère de moutarde à l'ancienne

1 grande cuillère de graines de courges grillées
1 petite cuillère d'huile d'olive
Une pincée de sel

Temps de préparation: 10 min
Temps de cuisson: 30 min

Préparation:
Chauffez le four à 180C le ventilateur / le gaz 4. Mettez la courge avec la moitié de l'huile d'olive, l'ail, l'assaisonnement et les feuilles de thym dans un plat à cuire et faites rôtir pendant 25 minutes ou jusqu'à ce que ce soit tendre. Mélangez ensemble le vinaigre, la moutarde, 1 grande cuillère d'eau et le reste de l'huile d'olive. Mettez les lentilles avec la sauce, l'oignon, les tomates cerise et les épinards. Divisez les lentilles entre deux assiettes, puis versez la courge dessus, le fromage de Cheshire et les

graines de citrouille, puis servez.

Valeur nutritive par portion: 304kcal, 15g protéines, 41g glucides (13g fibres, 15g sucre), 10g lipides (3g saturés), 0.35g sel, 17% de calcium, 67% de fer, 42% de magnésium, 610% de vitamine A, 88% de vitamine C, 24% de vitamine E, 166% de vitamine K, 27% de vitamine B1, 24% de vitamine B2, 14% de vitamine B3, 35% de vitamine B6, 119% de vitamine B9.

Salade de Pamplemousse

Faites le plein de vitamine A et C avec une salade à base de pamplemousse qui est adoucie par le nectar d'agave. Cette salade vite faite, parfumée à la pistache vous laissera satisfait et rafraîchi.

Ingrédients (2 portions):
1 pamplemousse rose moyen
1 pamplemousse blanc moyen
1 petite cuillère de pistaches coupées
1 grande cuillère de nectar d'agave

Temps de préparation: 5 min
No cooking

Préparation:

Segmentez les pamplemousses, en enlevant autant de moelle que possible. Divisez les segments entre deux bols, garnir avec les pistaches et le nectar d'agave par-dessus et servez.

Valeur nutritive par portion: 107kcal, 2g protéines, 21g glucides (2g fibres, 12g sucre), 1g lipides, 56% de vitamine A, 128% de vitamine C.

(3g fibres, 22g sucre), 14% de vitamine C.

SNACKS

Crisps de Pommes

Prenez 2 pommes Granny Smith et tranchez horizontalement puis placez-les sur une feuille à cuire, saupoudrez de cannelle et faites cuire pendant 45 minutes.

Valeur Nutritive:

90kcal, 25g glucides

Barre d'Abricot Sec

Mettez 140g d'abricots avec 150 millilitres d'eau bouillante et 40g d'avoine dans un robot de cuisine. Toastez 40g de noix de coco desséchée avec 25g de graines de tournesol et 1 cuillère de grandes graines de sésame dans une casserole antiadhésive à chaleur basse, mélangez ensuite les abricots avec les 15g de canneberges séchées, 3 grandes cuillères de poudre de protéine de chanvre et 1 grande cuillère de graines de chia. Faites une pâte épaisse ensuite enrouler la sur un long morceau de film adhésif et enveloppez fermement. Faites rafraîchir et coupez en 14 tranches.

Valeur nutritive par tranche: 78kcal, 3g protéines, 8g glucides (3g fibres, 5g sucre), 4g lipides (2g saturés),

Avocat sur Toast

Toastez un petit morceau de pain de blé entier puis le couvrir avec 50g d'avocat écrasé et saupoudrer de sel et de poivre.

Valeur Nutritive: 208kcal, 5g protéines, 28g glucides (6g fibres, 2g sucre), 9g lipides (1g saturés), 0.5g sel, 13% de vitamine K, 13% de vitamine B9.

Smoothie

Dans un mixer, mélangez ½ tasses de myrtilles, 1 tasse de feuilles d'épinards, ½ tasse Yaourt grec pauvre en gras et ½ tasse d'eau de noix de coco et d'ananas.

Valeur Nutritive: 168kcal, 24g glucides (3g fibres, 8g sucre), 17g protéines, 23% de calcium, 57% de vitamine A, 73% de vitamine C, 199% de vitamine K, 16% de vitamine B9.

Assortiment de fruits secs

Mélangez ensemble 10g de noix, 10g d'amande et 30g de raisins secs.

Valeur Nutritive: 217kcal, 4g protéines, 25g glucides (2g fibres, 17g sucre), 13g lipides (1g saturés), 10% magnésium.

Pépites d'Energie

Mélanger 50g d'abricots séchés et 50g de cerises séchées dans un robot de cuisine jusqu'à obtenir une coupe très fine. Mettre dans un bol et mélanger avec 2 petites cuillères d'huile de noix de coco. Formez le mélange en des boules à la taille d'une noix, puis roulez-les dans une grande cuillère de graines de sésame grillées. Faire 6 pépites.

Valeur nutritive par pépite: 113kcal, 2g protéines, 21g glucides (2g fibres, 18g sucre), 3g lipides (1g saturés).

Yaourt aux Myrtilles

Mélangez 150g de yaourt faible en matières grasses avec ½ tasse de myrtilles.

Valeur Nutritive: 136kcal, 8g protéines, 21g glucides (2g fibres, 18g sucre), 3g lipides (1g saturés), 27% de calcium, 13% de vitamine C, 18% de vitamine K, 21% de vitamine B2, 13% de vitamine B12.

Trancher 1 petite pomme et étaler 1 grande cuillère de beurre de cacahuète crémeux sur les morceaux.

Tasse de Popcorn

Valeur Nutritive: 31kcal, 1 g protéine, 6 g glucides (1 g fibre).

Valeur Nutritive: 189kcal, 4g protéines, 28g glucides (5g fibres, 20g sucre), 8g lipides (1g saturés), 14% de vitamine C, 14% de vitamine B3.

Pomme et Beurre de Cacahuètes

Pois chiches grillés

Valeur nutritive 50g: 96kcal, 4g protéines, 13g glucides (4g fibres, 2g sucre), 3g lipides.

grandeur coupées en deux.

Valeur Nutritive: 150kcal, 11g protéines, 10g glucides (10g sucre), 8g lipides (5g saturés), 10% de calcium, 60% de vitamine C.

Yaourt Grec à la fraise

Mélangez 150g de Yaourt Grec avec 5 fraises de moyenne

Oranges à la Cannelle

Enlevez la peau et la pulpe d'une orange

puis coupez-les en tranches et ajoutez 1 petite cuillère de jus d'orange, 1 petite cuillère de jus de citron, ¼ petite cuillère de sucre et de la cannelle.

Valeur nutritive par portion: 86kcal, 1g protéines, 22g glucides (3g fibres, 19g sucre), 116% de vitamine C, 10% de vitamine B9.

Asperges Grillées
Cuisinez 100g d'asperge dans de l'eau bouillante pendant 2 minutes. Égouttez et mettre un peu d'huile d'olive. Faites griller les lances d'asperge pendant quelques minutes puis enduisez avec du beurre fondu et 1 petite cuillère d'amandes effilées grillées.

Valeur Nutritive: 107kcal, 4g protéines, 4g glucides (2g fibres, 2 g sucre), 9g lipides (3g saturés), 0.1g sel, 12% de fer, 15% de vitamine A, 52% de vitamine K, 10% de vitamine B1, 13% de vitamine B9.

Smoothie au Lait de Soja

Mélangez ½ banane avec 125 millilitres de lait de soja, ½ petite cuillère de miel et une petite muscade râpée très lisse. Mettez 1 petite cuillère de noisettes coupées par dessus.

RECETTES DE JUS

1. La Surprise de l'Aube

Cette recette de jus est une bonne solution aux problèmes d'hypertension. Elle est riche en vitamines et en minéraux qui transformeront votre organisme en une véritable usine d'énergie saine.

Avantages Nutritionnels:

Le céleri est bien connu pour être très riche en calcium. Le céleri aide à contrôler l'hypertension. Les poires contiennent des antioxydants qui aident à prévenir l'hypertension.

Ingrédients:

- Pommes – 2 moyennes 360g
- Carottes - 2 moyennes 122g
- Céleri - 3 grandes tiges 190g
- Citrons (épluchés) - 2 fruits 165g

- Poires - 2 moyennes 356g

Préparation:

Lavez bien tous les ingrédients.
Faites-en un jus délicieux et frais, et savourez-le immédiatement.

Valeur Nutritive :

Total des Calories: 381
Vitamines: Vitamine A 785ug, Vitamine C 187mg, Calcium 130mg

Minéraux: Sodium 221mg, Potassium 2454mg
Sucres 55g

2. Crème Légère

La meilleure façon de rester détendu et plein d'énergie durant toute la journée est de commencer par un jus naturel. Voici une excellente recette qui fera plus que cela, vérifiez-la.

Avantages Nutritionnels:

Certains composés de protéines que vous ne trouvez que dans les épinards sont très bons pour abaisser l'hypertension. On sait que le poivron réduit le cholestérol et l'hypertension.

Ingrédients:

- Concombre - 1/2 concombre 150g
- Persil - 2 poignées 80g
- Poivron - 1/2 moyen 59g
- Épinards - 1 tasse 30g
- Tomates - 3 moyennes entières 350g
- Chou rouge - 1 feuille 22g

Préparation:

Lavez bien tous les ingrédients.
Faites en un jus délicieux et frais, et

savourez-le immédiatement.

Valeurs nutritives :
Total des Calories: 115
Vitamines: Vitamine A 205ug, Vitamine C 97mg, Calcium 221mg
Minéraux: Sodium 212mg, Potassium 1755mg
Sucres 13g

3. Un Revitalisant pour l'Esprit

Une variété de fruits et de légumes fait une grande recette pour avoir un corps sain. C'est pourquoi cette recette est puissante et saine et vous devriez l'essayer le matin.

Avantages Nutritionnels:
Une étude récente a montré que les produits alimentaires riches en potassium font baisser l'hypertension artérielle. Les oranges sont une grande source de Vitamine C.

Ingrédients:

- Concombre - 1 concombre 300g
- Oranges - 2 fruits 260g
- Ananas - 1/4 fruit 226.25g
- Épinards - 5 poignées 125g
- Banane – 1 moyenne 90g

Préparation:

Lavez bien tous les ingrédients. Faites en un jus délicieux et frais, et savourez-le immédiatement.

Valeurs nutritives :

Total des Calories: 184

Vitamines: Vitamine A 421ug, Vitamine C 154mg, Calcium 202mg

Minéraux: Sodium 71mg, Potassium 1322mg

Sucres 30g

4. Jus HT

Quand vous voulez un corps et un esprit sains vous devriez ajouter à vos habitudes alimentaires des recettes de différents jus qui incluent des légumes feuillus, et les mélanger avec des ingrédients savoureux pour améliorer la saveur de la boisson.

Avantages Nutritionnels:

Le jus de citron vert est utile pour les gens qui ont des problèmes cardiaques parce qu'il contient du potassium. Il aide aussi à contrôler l'hypertension artérielle et réduit le stress mental.

Ingrédients:

- Pommes - 2 moyennes 364g
- Chou frisé - 5 feuilles 175g
- Citron Vert - 1/2 fruit 32g
- Orange - 150g
- Carotte -1 grande 70g

Préparation:

Lavez bien tous les ingrédients.
Faites en un jus délicieux et frais, et savourez-le immédiatement.

Valeurs nutritives :

Total des Calories: 160

Vitamines: Vitamine A 300ug, Vitamine C 191mg, Calcium 109mg

Minéraux: Sodium 103mg, Potassium 1437mg

Sucres 43g

5. Grand A

Vous pouvez toujours utiliser une nouvelle recette de jus contenant tous les éléments essentiels en Minéraux et en Vitamines qui mèneront votre organisme à un résultat plus sain. Ceci est une autre très bonne boisson du matin.

Avantages Nutritionnels:

La pectine dans des pommes fait baisser le taux de cholestérol et peut aussi aider à abaisser l'hypertension artérielle. Le jus de poire a un effet anti-inflammatoire et c'est un très bon fournisseur nutritif.

Ingrédients:

- Pommes - 2 moyennes 360g
- Orange (épluchée) - 1 fruit 130g
- Poires - 2 moyennes 356g
- Patate douce - 130g
- Citron Vert ½ - 33g

Préparation:

Lavez bien tous les ingrédients.

Faites en un jus délicieux et frais, et savourez-le immédiatement.

Valeurs nutritives :

Total des Calories: 307

Vitamines: Vitamine A 610ug, Vitamine C 61mg, Calcium 123mg

Minéraux: Sodium 120mg, Potassium 1221mg

Sucres 60g

6. Belle Journée

Cette recette de jus est excellente si vous voulez un changement positif pour votre cœur. Si vous avez eu des problèmes de cœur dans le passé, essayez cette boisson et voyez ce qu'elle peut faire pour vous.

Avantages Nutritionnels:

Les betteraves ont des propriétés médicinales, elles aident à normaliser l'hypertension artérielle et elles sont également riches en glucides, c'est une grande source d'énergie instantanée.

Ingrédients:

- Betterave rouge - 1 betterave 80g
- Carottes - 3 grandes 215g
- Concombre - 1/2 concombre 150g
- Racine de Gingembre - 1/2 pouce 12g
- Citron Vert - ½ 33g

Préparation:

Lavez bien tous les ingrédients. Faites en un jus délicieux et frais, et savourez-le immédiatement.

Valeurs nutritives :

Total des Calories: 137

Vitamines: Vitamine A 1104ug, Vitamine C 19mg, Calcium 143mg

Minéraux: Sodium 265mg, Potassium 1391mg

Sucres 22g

7. Le Dieu Vert

Vous devriez essayer cette recette de jus au déjeuner parce qu'elle est très riche en substances nutritives qui seront mieux absorbées à ce moment de la journée et seront plus faciles à digérer.

Avantages Nutritionnels:

Le concombre est un composant essentiel du tissu conjonctif sain et il aide aussi à baisser l'hypertension artérielle.

Ingrédients:

- Céleri - 4 grandes tiges 255g
- Concombre - 1 concombre 300g
- Racine de Gingembre - 1 pouce 24g
- Citron - 1/2 fruit 42g

Préparation:

Lavez bien tous les ingrédients.
Faites en un jus délicieux et frais, et

savourez-le immédiatement.

Valeurs nutritives :

Total des Calories: 183

Vitamines: Vitamine A 764ug, Vitamine C 171mg, Calcium 312mg

Minéraux: Sodium 195mg, Potassium 1872mg

Sucres 30g

8. Le Jus Réparateur

Voici une autre excellente recette de jus qui vous aidera à améliorer votre santé et votre bien-être général. Si la combinaison de citron et d'orange est trop forte pour vous, éliminez simplement l'un des deux, mais si vous pouvez les boire ensemble ce sera mieux.

Avantages Nutritionnels:

Le jus de citron réduit la dépression et contrôle l'hypertension artérielle, et la vitamine C contribue à réduire l'incidence des ulcères gastroduodénaux.

Ingrédients:

- Céleri – 4 grandes tiges 255g
- Citron (avec l'écorce) - 1/2 fruit 28g
- Orange (épluchée) - 1 grande 180g

- Épinards - 5 poignées 125g

Minéraux: Sodium 211mg, Potassium 1501mg

Sucres 40g

Préparation:

Lavez bien tous les ingrédients. Faites en un jus délicieux et frais, et savourez-le immédiatement.

Valeurs nutritives :

Total des Calories: 202

Vitamines: Vitamine A 250ug, Vitamine C 87mg, Calcium 211mg

9. Jus de GROWL

Les recettes de jus sont une façon rapide de se maintenir à niveau avec un style de vie moderne pour les individus qui cherchent à avoir un corps sain. Ceci est une excellente recette pour baisser l'hypertension artérielle et renforcer votre cœur.

Avantages Nutritionnels:

Le gingembre peut avoir un bon rôle en abaissant le cholestérol et contribue aussi à abaisser l'hypertension artérielle. L'extrait de la peau de pomme peut réduire les risques de cancer du foie et il serait donc préférable que vous les laviez bien et que vous ajoutiez la peau dans le jus.

Ingrédients:

- Pommes – 2 moyennes 365g

- Céleri – 3 grandes tiges 192g
- Concombre - 1 concombre 300g
- Citron vert (avec l'écorce) - 1 fruit 65g
- Persil - 1 bouquet 150g

Préparation:

Lavez bien tous les ingrédients. Faites en un jus délicieux et frais, et savourez-le immédiatement.

Valeurs nutritives :

Total des Calories: 202

Vitamines: Vitamine A 590ug, Vitamine C 156mg, Calcium 281mg

Minéraux: Sodium 197mg, Potassium 1789mg

Sucres 28g

10. Jus de Toutes les Stars

Commencez votre journée avec force grâce à ce grand mélange de fruits et de légumes délicieux. Ces ingrédients sont parfaits pour vous parce qu'ils sont nourrissants et riches en Vitamines

Avantages Nutritionnels:

Les poires contiennent l'anti-cancérigène glutathion qui aide à prévenir l'hypertension artérielle. Les carottes sont riches en bêta carotène et ils peuvent aussi réduire l'hypertension artérielle.

Ingrédients:

- Carottes - 4 moyennes 220g
- Concombre - 1 concombre 300g
- Citron - 1 fruit 58g
- Poire - 1 moyenne 178g

- Céleri - 1 grande tige 62g

Préparation:

Lavez bien tous les ingrédients.
Faites en un jus délicieux et frais, et savourez-le immédiatement.

Minéraux: Sodium 149mg, Potassium 1451mg

Sucres 32g

Valeurs nutritives :

Total des Calories: 210

Vitamines: Vitamine A 1044ug, Vitamine C 40mg, Calcium 139mg

11. Jus de Junior

Quand chaque seconde est précieuse et que vous pensez que vous manquez de temps pour devenir plus sains, vous ne devriez pas négliger votre corps, c'est pourquoi cette recette de jus géniale fera des miracles pour vous et votre corps dans une période de temps très courte.

Avantages Nutritionnels:

Le céleri est excellent pour baisser l'hypertension artérielle et c'est une grande source de substances nutritives.

Ingrédients:

- Céleri - 3 grandes tiges 190g
- Concombre - 1/2 concombre 150g
- Racine de Gingembre - 1/2 pouce 12g
- Chou frisé - 2 feuilles 70g
- Banane - 1 moyenne 90g

Préparation:

Lavez bien tous les ingrédients. Faites en un jus délicieux et frais, et savourez-le immédiatement.

Minéraux: Sodium 133mg, Potassium 1569mg

Sucres 45g

Valeurs nutritives :

Total des Calories: 200

Vitamines: Vitamine A 503ug, Vitamine C 176mg, Calcium 276mg

12. Mix Mr. Cœur Sain

Assurez-vous de commencer votre journée avec ce mélange sain pour le cœur avec une très bonne saveur grâce à la combinaison de pomme et de banane.

Avantages Nutritionnels:

Les bananes jouent un rôle important dans la réduction de l'hypertension artérielle. Les pommes réduisent le cholestérol et aussi augmentent la densité osseuse.

Ingrédients:

- Carottes - 4 moyenne 242g
- Céleri - 3 grandes tiges 190g
- Racine de Gingembre - 1/2 pouce 11g
- Banane – 1 moyenne 90g
- Pomme – 1 moyenne 180g

Préparation:

Lavez bien tous les ingrédients.

Faites en un jus délicieux et frais, et savourez-le immédiatement.

Valeurs nutritives :

Total des Calories: 233

Vitamines: Vitamine A 1312ug, Vitamine C 27mg, Calcium 143mg

Minéraux: Sodium 310mg, Potassium 1670mg

Sucres 44g

13. Boisson d'un Petit Déjeuner Ensoleillé

Voici une excellente recette de jus avec laquelle vous pouvez commencer votre journée. Ce jus gardera votre énergie à un haut niveau toute la journée et sera aussi une excellente source de vitamines, alors vérifiez-le.

Avantages Nutritionnels:

Les tomates sont réputées pour être excellentes pour votre cœur et peuvent baisser la tension. Elles sont aussi une grande source de Vitamine C.

Ingrédients:

- Pomme (verte) - 1 moyenne 180g
- Concombre - 1 concombre 300g
- Raisins (verts) - 15 raisins 90g
- Épinards - 2 tasses 60g

- Tomate - 1 moyenne entière 121g

Préparation:

Lavez bien tous les ingrédients.
Faites en un jus délicieux et frais, et savourez-le immédiatement.

Minéraux: Sodium 112mg, Potassium 1448mg

Sucres 31g

Valeurs nutritives :

Total des Calories: 179

Vitamines: Vitamine A 540ug, Vitamine C 59mg, Calcium 144mg

14. Une Pluie de Betterave

Si vous êtes prêts à commencer une habitude saine, faire des jus est une merveilleuse idée. La patate douce dans cette boisson lui donnera une nouvelle saveur délicieuse que vous allez apprécier.

Avantages Nutritionnels:

Des études médicales ont montré qu'ajouter des betteraves dans votre régime protège votre organisme contre les maladies cardiaques. Elles aident aussi à régénérer les globules rouges et à fournir de l'oxygène frais au corps.

Ingrédients:

- Pomme - 1 moyenne 180g
- Betterave - 1 betterave 170g
- Citron - 1/2 fruit 42g
- Oranges (épluchées) - 2 fruits 262g
- Patate Douce – 1 Patate 130g

Préparation:

Lavez bien tous les ingrédients. Faites en un jus délicieux et frais, et savourez-le immédiatement.

Valeurs nutritives :

Total des Calories: 245

Vitamines: Vitamine A 450ug, Vitamine C 87mg, Calcium 137mg

Minéraux: Sodium 227mg, Potassium 1894mg

Sucres 34g

15. La Parade de l'Arc-en-ciel

Le monde des sciences découvre chaque jour de nouvelles choses sur l'importance qu'ont les fruits et légumes par rapport à nos vies. Voici l'exemple d'une excellente recette de jus qui vous donnera envie de l'ajouter à vos repas quotidiens.

Avantages Nutritionnels:

Une étude récente a montré que les produits alimentaires riches en magnésium et en fibres aident à baisser l'hypertension artérielle à un niveau plus sain. L'épinard est un excellent constructeur de sang et il régénère les cellules rouges.

Ingrédients:

- Céleri - 4 tiges, moyennes 160g
- Concombre - 1/2 concombre 150g
- Raisins - 2 tasses 180g

- Épinards - 4 tasses 120g

Préparation:

Lavez bien tous les ingrédients.
Faites en un jus délicieux et frais, et savourez-le immédiatement.

Minéraux: Sodium 144mg, Potassium 1671mg

Sucres 38g

Valeurs nutritives :

Total des Calories: 219

Vitamines: Vitamine A 322ug, Vitamine C 37mg, Calcium 179mg

16. Le Mix de l'Ananas Souriant

Voici une autre recette que vous devriez essayer. Partagez-la avec votre famille parce qu'elle est vraiment surprenante si vous aimez l'ananas.

Avantages Nutritionnels:

Boire du jus de citron est excellent pour le cœur et il aide aussi à contrôler l'hypertension artérielle. Une carotte par jour réduit le risque d'accidents cérébraux-vasculaires d'environ 66 pour cent.

Ingrédients:

- Carottes - 3 moyennes 180g
- Citron - 1/2 fruit 40g
- Ananas - 1/4 de fruit 225g
- Épinards - 2 poignées 50g

Préparation:

Lavez bien tous les ingrédients.

Faites en un jus délicieux et frais, et savourez-le immédiatement.

Valeurs nutritives :
Total des Calories: 202
Vitamines: Vitamine A 975ug, Vitamine C 150mg, Calcium 165mg
Minéraux: Sodium 210mg, Potassium 1410mg
Sucres 37g

17. Jus Délicieux de Canneberges

Cette recette de jus est inhabituelle avec une variété d'ingrédients que vous ne trouverez pas normalement n'importe où, alors faites un essai et observez les résultats spectaculaires que vous obtiendrez.

Avantages Nutritionnels:

Les oranges, étant riches en Vitamine C, peuvent aider à

stimuler les cellules blanches pour se battre contre les différentes infections et une étude récente les a reconnus comme efficaces pour abaisser l'hypertension artérielle.

Ingrédients:

- Canneberges - 3 tasses, 300g
- Racine de Gingembre - 2 pouces 45g
- Citrons Verts (avec l'écorce) - 2 fruits 134g
- Banane – 1 moyenne 90g

Préparation:

Lavez bien tous les ingrédients.
Faites en un jus délicieux et frais, et savourez-le immédiatement.

Valeurs nutritives :
Total des Calories: 285
Vitamines: Vitamine A 145ug, Vitamine C 219mg, Calcium 172mg

Minéraux: Sodium 7mg, Potassium 1128mg

Sucres 48g

18. Un Vœu pour un Chou

Le chou frisé est plein de Vitamines nécessaires et de Minéraux qui aideront votre organisme à réduire l'hypertension artérielle et vous mettre d'aplomb pendant la journée. Ajoutez un peu plus de feuilles si cela ne vous dérange pas à cause de la saveur supplémentaire car il sera ainsi plus nutritif.

Avantages Nutritionnels:

Le chou frisé contient différents composés qui baissent l'hypertension artérielle et des études récentes montrent que les citrons aident à la réduction du cholestérol.

Ingrédients:

- Pommes - 2 moyenne 320g
- Chou frisé - 2 feuilles (8-12") 70g

- Citron (épluché) - 1 fruit 58g
- Tomate - 1 moyenne entière 120g

Préparation:

Lavez bien tous les ingrédients.
Faites en un jus délicieux et frais, et savourez-le immédiatement.

Vitamines: Vitamine A 434ug, Vitamine C 91mg, Calcium 201mg

Minéraux: Sodium 190mg, Potassium 1448mg

Sucres 45g

Valeurs nutritives :
Total des Calories: 275

19. Maxi de Carottes au Citron Vert

Ceci est un excellent jus à servir après ou pendant un grand repas. La combinaison de citron vert et de poivron lui donne une saveur forte mais la banane en fait une dégustation sucrée. Si vous estimez que la saveur est encore trop forte, ajoutez simplement la moitié d'une banane en plus.

Avantages Nutritionnels:

La consommation régulière de carottes réduit le taux de cholestérol et empêche les problèmes liés au cœur. Ils aident aussi à nettoyer le foie.

Ingrédients:

- Carottes - 2 grandes 170g
- Céleri - 2 grandes tiges 128g
- Citron vert - 1/2 fruit 32g

- Poivron - 1 poivron 14g
- Épinards - 2 tasses 60g
- Banane – 1 moyenne 90g

Vitamines: Vitamine A 875ug, Vitamine C 32mg, Calcium 127mg
Minéraux: Sodium 255mg, Potassium 1329mg
Sucres 15g

Préparation:

Lavez bien tous les ingrédients.
Faites en un jus délicieux et frais, et savourez-le immédiatement.

Valeurs nutritives :

Total des Calories: 110

20. Le Concombre au Sommet

Si votre but est d'avoir un organisme sain, alors vous devriez essayer recette de jus. Vous pouvez diminuer la quantité d'oignon si vous n'en aimez pas la saveur mais on le recommanderait à cause de tout le bien qu'il fait à la santé.

Avantages Nutritionnels:

On a démontré que le persil fonctionne comme un antioxydant et aide à maintenir un niveau sain de tension artérielle. Le jus de tomate est une excellente source de Vitamine C, de calcium et de phosphore.

Ingrédients:

- Concombre - 1 concombre 300g
- Citron - 1 fruit 55g
- Oignon - 15g
- Persil - 1 poignée 40g
- Tomates - 2 petites entières 180g

Préparation:

Lavez bien tous les ingrédients.
Faites en un jus délicieux et frais, et savourez-le immédiatement.

Valeurs nutritives :

Total des Calories: 79
Vitamines: Vitamine A 255ug, Vitamine C 105mg, Calcium 98mg
Minéraux: Sodium 30mg, Potassium 1077mg
Sucres 10g

21. Broc Mix

Voyons si cette délicieuse recette de jus est ce que vous cherchez. Une des qualités de recettes de jus est qu'elles ne prennent pas beaucoup de temps à préparer et les résultats sont remarquables.

Avantages Nutritionnels:

Le brocoli aide au fonctionnement approprié de l'insuline et règle la glycémie, ainsi que la tension artérielle.

Ingrédients:

- Pomme - 1 moyenne 180g
- Brocoli - 1 tige 150g
- Carottes - 2 grandes 110g
- Céleri - 3 grandes tiges 190g
- Huile d'olive - 1 grande cuillère 13.5g

Préparation:

Lavez bien tous les ingrédients.
Faites en un jus délicieux et frais, et

savourez-le immédiatement.

Valeurs nutritives :

Total des Calories: 224

Vitamines: Vitamine A 1003ug, Vitamine C 110mg, Calcium 196mg

Minéraux: Sodium 215mg, Potassium 1335mg

Sucres 19g

22. Mix Surprise de Myrtilles

Les myrtilles ont un bon goût et sont de merveilleux antioxydants. Le mélange de ces ingrédients vous donnera un excellent jus à boire à n'importe quel moment de la journée et pas seulement le matin.

Avantages Nutritionnels:

Les vitamines font fonctionner

correctement notre système et se trouvent en abondance dans les myrtilles. Les myrtilles aident aussi à maintenir un système immunitaire fort.

Ingrédients:

- Pomme - 1 moyenne 180g
- Myrtilles - 1 tasse 140g
- Brocoli - 1 tige 151g
- Tomate - 1 moyenne entière 120g

Préparation:

Lavez bien tous les ingrédients. Faites en un jus délicieux et frais, et savourez-le immédiatement.

Valeurs nutritives :

Total des Calories: 203

Vitamines: Vitamine A 784ug, Vitamine C 102mg, Calcium 115mg

Minéraux: Sodium 188mg, Potassium 1431mg

Sucres 39g

23. Un Bon Jus de Gingembre

Voici une autre excellente recette de jus que aimerez prendre à tout moment de la journée, assurez-vous juste de le préparer 30 minutes avant n'importe quel grand repas.

Avantages Nutritionnels:

La pectine contenue dans des carottes baisse le taux de cholestérol et elle est aussi riche en Vitamine A qui est bonne pour améliorer la vue.

Ingrédients:

- Carottes - 2 moyennes 120g
- Racine de Gingembre - 1/2 12g
- Citron - 1 fruit 50g
- Épinards - 2 poignées 50g

Préparation:

Lavez bien tous les ingrédients.
Faites en un jus délicieux et frais, et

savourez-le immédiatement.

Valeurs nutritives :

Total des Calories: 190

Vitamines: Vitamine A 1059ug, Vitamine C 71mg, Calcium 161mg

Minéraux: Sodium 192mg, Potassium 1430mg

Sucres 31g

24. Un Mix d'Oranges et de Bananes

Ceci est un merveilleux jus pour les gens qui ont des problèmes sérieux avec la tension et des problèmes de cœur. Les ingrédients dans ce jus sont pleins de substances nutritives qui aideront aussi à renforcer votre système immunitaire.

Avantages Nutritionnels:

On a reconnu que les oranges sont riches en flavonoïdes et en Vitamine C pour baisser le risque de maladie cardiaque. Un flavonoïde appelé hespéridine qui se trouve dans les oranges peut baisser l'hypertension artérielle.

Ingrédients:

- Pommes - 2 moyenne 360g
- Racine de Gingembre - 1/2 pouce 12g
- Lime - ½ 30g

- Orange (épluchée) - 1 fruit 130g
- Banane – 1 moyenne 90g

Préparation:

Lavez bien tous les ingrédients.
Faites en un jus délicieux et frais, et savourez-le immédiatement.

Vitamines: Vitamine A 15ug, Vitamine C 71mg, Calcium 115mg

Minéraux: Sodium 85mg, Potassium 982mg

Sucres 34g

Valeurs nutritives :
Total des Calories: 166

25. Le Pamplemousse Ami du Cœur

Ceci est un excellent jus pour vous aider à empêcher l'hypertension artérielle et les problèmes de cœur. Le pamplemousse est un fruit puissant qui a la propriété de baisser le cholestérol. Vous pouvez ajouter le fruit entier si cela ne vous dérange pas au goût, ce sera encore meilleur pour vous et pour votre cœur.

Avantages Nutritionnels:

L'ajout de céleri dans votre régime protège le corps contre les maladies cardiaques et baisse aussi la tension artérielle. Les carottes ont un effet nettoyant sur le foie et l'aide à éliminer plus de bile.

Ingrédients:

- Pomme - 1 grande 200g

- Pamplemousse - 1/2 grande épluchée 160g
- Racine de betterave - 1 betterave 175g
- Carottes - 4 moyenne 244g
- Céleri - 1 grandes tiges 60g

Préparation:

Lavez bien tous les ingrédients.

Faites en un jus délicieux et frais, et savourez-le immédiatement.

Vitamines: Vitamine A 1632ug, Vitamine C 38mg, Calcium 181mg
Minéraux: Sodium 398mg, Potassium 1651mg
Sucres 33g

Valeurs nutritives :

Total des Calories: 175

26. La Grenade Puissante

La grenade est un délicieux fruit qui donnera une saveur distinctive à ce jus quand elle est ajoutée aux autres ingrédients. Essayez cette boisson le matin ou l'après-midi, mais ce jus n'est pas recommandé dans la soirée.

Avantages Nutritionnels:

Le jus de citron aide à contrôler l'hypertension artérielle et empêche le stress mental et la dépression.

Ingrédients:

- Myrtilles - 1 tasse 145g
- Citron – 1/2 fruit 30g
- Grenade - 1 grenade 280g
- Banane – 1 moyenne 100g

Préparation:

Lavez bien tous les ingrédients.
Faites en un jus délicieux et frais, et

savourez-le immédiatement.

Valeurs nutritives :

Total des Calories: 176

Vitamines: Vitamine A 4ug, Vitamine C 42mg, Calcium 27mg

Minéraux: Sodium 6mg, Potassium 580mg

Sucres 35g

27. Un Bon Démarrage

Quelle combinaison de Vitamines et Minéraux dans ce jus! Le chou frisé et l'épinard ensemble dans une même boisson sont spectaculaires. Assurez-vous de boire ce jus au moins une fois par semaine.

Avantages Nutritionnels:

Les gens qui mangent deux pommes par jour font baisser leur cholestérol d'au moins 15 pour cent. Les pommes peuvent aussi baisser l'hypertension artérielle.

Ingrédients:

- Pommes - 2 moyenne 360g
- Chou frisé - 2 feuilles 70g
- Épinards - 2 tasses 50g
- Citron vert – ½ fruit 30g

Préparation:

Lavez bien tous les ingrédients.
Faites en un jus délicieux et frais, et savourez-le immédiatement.

Valeurs nutritives :

Total des Calories: 132

Vitamines: Vitamine A 453ug, Vitamine C 87mg, Calcium 126mg

Minéraux: Sodium 51mg, Potassium 815mg

Sucres 25g

28. La Coupe à la Carotte

Goûtez cette recette de jus et vous serez ravis de son gout délicieux sans oublier toutes ces substances nutritives essentielles qu'il contient. C'est un must pour les gens ayant de l'hypertension.

Avantages Nutritionnels:

La pectine dans les carottes baisse les taux de cholestérol et quelques études montrent qu'ils pourraient jouer un rôle dans la baisse de l'hypertension artérielle.

Ingrédients:

- Pommes - 2 moyennes 360g
- Carottes - 2 moyennes 120g
- Racine de Gingembre - 1/2 pouce 12g
- Concombre -1 petit 200g

Préparation:

Lavez bien tous les ingrédients.

Faites en un jus délicieux et frais, et savourez-le immédiatement.

Valeurs nutritives :

Total des Calories: 185

Vitamines: Vitamine A 750ug, Vitamine C 25mg, Calcium 54mg

Minéraux: Sodium 48mg, Potassium 609mg

Sucres 27g

29. J'adore la Pêche

Peu importe le moment de la journée, cette recette de jus peut être servie à n'importe quelle heure. Vérifiez tous les ingrédients et préparez-vous à consommer un jus délicieux avec une saveur vraiment fantastique.

Avantages Nutritionnels:

Les pêches peuvent aider au maintien d'un niveau de tension artérielle équilibré et aussi être un épurateur du sang.

Ingrédients:

- Carottes - 3 moyenne 130gg
- Citron - 1/2 fruit 42g
- Pêches - 5 moyennes 750g
- Orange - 1 moyenne 120g

Préparation:

Lavez bien tous les ingrédients.
Faites en un jus délicieux et frais, et savourez-le immédiatement.

Valeurs nutritives :
Total des Calories: 362
Vitamines: Vitamine A 520ug, Vitamine C 71mg, Calcium 215mg
Minéraux: Sodium 401mg, Potassium 3024mg
Sucres 7g

30. Douces Patates

Voici un autre excellent jus de dégustation avec de la patate douce qui est pleine de Vitamines et de Minéraux. C'est très riche en bêta carotène qui est fondamental dans la prévention de problèmes de peau et de l'hypertension.

Avantages Nutritionnels:

Les patates douces sont une bonne source de substances nutritives et on a démontré que les betteraves aident à nettoyer le sang.

Ingrédients:

- Pommes - 2 moyennes 364g
- Betteraves - 1 betterave 82g
- Patate Douce - 1 Patate Douce 130g
- Banane – 1 moyenne 100g

Préparation:

Lavez bien tous les ingrédients.

Faites en un jus délicieux et frais, et savourez-le immédiatement.

Valeurs nutritives :

Total des Calories: 201

Vitamines: Vitamine A 640ug, Vitamine C 16mg, Calcium 53mg

Minéraux: Sodium 420mg, Potassium 3105mg

Sucres 30g

31. Un Mix Oranges Ananas

Un esprit sain et un corps sain devraient être la devise de chaque individu. Ajoutez ou réduisez la quantité de racine de gingembre et de chou frisé selon votre préférence.

Avantages Nutritionnels:

On a démontré que les oranges aident à baisser l'hypertension artérielle et le gingembre abaisse le cholestérol.

Ingrédients:

- Racine de Gingembre - 1/2 pouce 12g
- Chou frisé - 4 feuilles 140g
- Orange - 1 petite 96g
- Ananas - 1 tasse en morceaux 165g
- Concombre - 1 concombre 300g

Préparation:

Lavez bien tous les ingrédients.
Faites en un jus délicieux et frais, et

savourez-le immédiatement.

Valeurs nutritives :
Total des Calories: 250
Vitamines: Vitamine A 594ug, Vitamine C 241mg, Calcium 203mg
Minéraux: Sodium 39mg, Potassium 1160mg
Sucres 40g

32. Pêches et Betteraves

Qu'est-ce qui est plus important que votre propre santé ? Prenez le temps d'alimenter votre organisme avec toutes les bonnes Vitamines et les substances nutritives dont il a besoin avec cet excellent jus. Ne prêtez pas attention à la couleur de la boisson car c'est la saveur qui fera toute la différence.

Avantages Nutritionnels:

La grande quantité de fer dans des betteraves régénère et réactive les globules rouges. Ils normalisent aussi la tension en l'abaissant ou en l'élevant.

Ingrédients:

- Pomme - 1 moyenne 180g
- Racine de Betterave - 1 betterave 82g
- Citron - 1/2 fruit 29g
- Pêche -1 moyenne 120g

Préparation:

Lavez bien tous les ingrédients.
Faites en un jus délicieux et frais, et savourez-le immédiatement.

Valeurs nutritives :

Total des Calories: 180

Vitamines: Vitamine A 10ug, Vitamine C 101mg, Calcium 45mg

Minéraux: Sodium 44mg, Potassium 760mg

Sucres 39g

33. Punch d'Épinards

Faire des jus est devenu une façon très populaire de devenir sain, mais n'est pas encore aussi populaire que dans l'avenir. Ayez de l'avance sur tout le monde en faisant des jus pour contrôler votre hypertension artérielle avec ce mélange d'épinards.

Avantages Nutritionnels:

La racine de gingembre est excellente pour baisser la tension artérielle et réduire les risques de cancer.

Ingrédients:

- Pommes - 1 moyenne 180g
- Carottes - 2 moyenne 120g
- Racine de Gingembre - 1/2 pouce 12g
- Citron Vert - 1 fruit 55g
- Épinards – 2 poignées 50g

34. Mix de Fenouil pour la Santé

Votre propre santé devrait être traitée sérieusement. Avoir de l'hypertension est sérieux et devrait être soigneusement surveillé. Ce jus est un excellent début pour le maintien d'une tension stabilisée.

Avantages Nutritionnels:

Boire du jus de Fenouil est utile pour les gens souffrant de problèmes du cœur

Préparation:

Lavez bien tous les ingrédients.

Faites en un jus délicieux et frais, et savourez-le immédiatement.

Valeurs nutritives :

Total des Calories: 193

Vitamines: Vitamine A 1785ug, Vitamine C 98 mg, Calcium 94mg

Minéraux: Sodium 156mg, Potassium 1459mg

Sucres 33g

car il contient du potassium. Le Gingembre peut augmenter la circulation sanguine et combattre la fièvre.

Ingrédients:

- Pommes - 2 moyennes 360g
- Bulbe de Fenouil (avec les feuilles) - 1 bulbe 230g
- Racine de Gingembre - 1/2 pouce 12g
- Orange (épluchée) - 1 fruit 130g

Préparation:

Lavez bien tous les ingrédients. Faites en un jus délicieux et frais, et savourez-le immédiatement.

Valeurs nutritives :

Total des Calories: 153

Vitamines: Vitamine A 15ug, Vitamine C 70mg, Calcium 118mg

Minéraux: Sodium 79mg, Potassium 1144mg

Sucres 31g

35. La Betterave Rapide

Une bonne solution pour n'importe quel type de problème de santé est d'ajouter des fruits et des légumes à vos recettes de jus. Vérifiez les Avantages Nutritionnels, et tous les ingrédients que vous obtiendrez grâce à ce jus et la saveur différente du persil.

Avantages Nutritionnels:

Le persil a été utilisé dans des études animales pour aider à augmenter la capacité d'antioxydant du sang. Les betteraves sont utiles pour aider à nettoyer le foie et le foie aide à métaboliser les lipides.

Ingrédients:

- Pomme - 1 moyenne 180g
- Racine de betterave - 1/2 betterave 40g

- Carottes - 3 moyennes 180g
- Persil - 1 poignée 40g
- Citron Vert – ½ 30g

Minéraux: Sodium 190mg, Potassium 1005mg

Sucres 22g

Préparation:

Lavez bien tous les ingrédients.

Faites en un jus délicieux et frais, et savourez-le immédiatement.

Valeurs nutritives :

Total des Calories: 119

Vitamines: Vitamine A 1174ug, Vitamine C 45mg, Calcium 121mg

36. Le Jus d'Ananas Plus

La combinaison de l'ananas et de la pomme donne un goût délicieux à ce jus et les autres ingrédients apportent des vitamines supplémentaires, ce qui est un excellent choix pour commencer la journée, mais ce jus peut également être savouré à n'importe quel moment de la journée.

Avantages Nutritionnels:

Le jus d'ananas est riche en Vitamines et il peut aider à baisser l'hypertension artérielle et même à réduire le taux de cholestérol.

Ingrédients:

- Pomme - 1 moyenne 180g
- Citron - 1/2 fruit 25g
- Orange (épluchée) - 1 grande 180g
- Ananas - 1/4 fruit 225g
- Concombre – 1 300g

Préparation:

Lavez bien tous les ingrédients. Faites en un jus délicieux et frais, et savourez-le immédiatement.

Valeurs nutritives :

Total des Calories: 215

Vitamines: Vitamine A 41ug, Vitamine C 140mg, Calcium 90mg

Minéraux: Sodium 5mg, Potassium 837mg

Sucres 49g

37. Double Mangue Orange

Alors que votre corps vieillit, si vous ne vous en occupez pas, vous pourriez rencontrer différents problèmes. L'un d'entre eux étant l'hypertension artérielle. Cette recette de jus vous aidera à contrôler votre hypertension et empêchera d'autres futurs problèmes de santé.

Avantages Nutritionnels:

Les oranges, étant riches en Vitamine C peuvent aider à stimuler les cellules blanches pour combattre l'infection, construisant naturellement un bon système immunitaire. La mangue peut aider à réduire le cholestérol.

Ingrédients:

- Pomme - 1 grande 223g

- Citron (épluché) - 1/2 fruit 29g
- Mangue (épluchée) - 1 fruit 336g
- Orange - 1 grande 184g
- Épinards – 50g

Préparation:

Lavez bien tous les ingrédients.
Faites en un jus délicieux et frais, et savourez-le immédiatement.

Valeurs nutritives :

Total des Calories: 245

Vitamines: Vitamine A 146ug, Vitamine C 147mg, Calcium 91mg

Minéraux: Sodium 4mg, Potassium 860mg

Sucres 50g

38. Délice d'Orange

Essayez cette recette de jus et voyez les Avantages Nutritionnels : ce qui changera, ce que vous ressentirez, et comment vous vous comporterez durant la journée. Vous verrez qu'après l'avoir essayé le premier jour vous ne pourrez plus vous en passer.

Avantages Nutritionnels:

Les carottes font des merveilles pour stimuler le système immunitaire en augmentant la production et la performance de globules blancs. Les oranges peuvent baisser l'hypertension artérielle.

Ingrédients:

- Pommes - 2 grandes 400g
- Carottes - 5 moyenne 200g
- Orange - 1 grande 184g

- Pêches - 2 grandes 350g
- Banane – 1 moyenne 100g

Préparation:

Lavez bien tous les ingrédients. Faites en un jus délicieux et frais, et savourez-le immédiatement.

116mg, Calcium 220mg

Minéraux: Sodium 291mg, Potassium 2521mg

Sucres 80g

Valeurs nutritives :

Total des Calories: 379

Vitamines: Vitamine A 3376ug, Vitamine C

39. Canneberge Légère

Cette recette de jus est excellente à servir en fin de journée, parce qu'elle permettra à votre corps de se détendre plus rapidement avant le sommeil. Elle vous apporte aussi beaucoup de Vitamines et Minéraux dont vous aurez besoin pour démarrer le lendemain matin.

Avantages Nutritionnels:

Les canneberges sont une grande source de Vitamines and de Minéraux. Elles abaissent l'hypertension artérielle et améliorent la circulation du sang.

Ingrédients:

- Pommes - 3 moyennes 546g
- Canneberges - 1/2 tasse entières 50g
- Racine de Gingembre - 1/4 de pouce 6g

- Orange - 1 grande (184g)
- Citron Vert – ½ fruit 25 g
- Épinards – 50g

Préparation:

Lavez bien tous les ingrédients.
Faites en un jus délicieux et frais, et savourez-le immédiatement.

Valeurs nutritives :

Total des Calories: 220

Vitamines: Vitamine A 23ug, Vitamine C 87mg, Calcium 80mg

Minéraux: Sodium 5mg, Potassium 725mg

Sucres 41g

40. Mix pour Réduire le Stress

Si vous souffrez de stress, vous devriez vraiment essayer cette recette de jus. Elle est excellente et vous n'aurez plus à stresser pour votre santé, puisque maintenant vous obtiendrez une meilleure quantité de substances nutritives.

Avantages Nutritionnels:

Le céleri calme les nerfs grâce à la haute teneur en calcium et il aide à contrôler l'hypertension artérielle. Le céleri devrait être mangé cru pour réduire l'hypertension.

Ingrédients:

- Pomme - 1 moyenne 180g
- Céleri - 2 grandes tiges 120gg
- Citron (avec la peau) - 1/2 fruit 42g
- Banane – 1 moyenne 100g

Préparation:

Lavez bien tous les ingrédients.

Faites en un jus délicieux et frais, et savourez-le immédiatement.

Valeurs nutritives :

Total des Calories: 128

Vitamines: Vitamine A 101ug, Vitamine C 87mg, Calcium 140mg

Minéraux: Sodium 124mg, Potassium 1027mg

Sucres 19g

41. La Victoire B

Cette recette de jus devrait être tout en haut de votre liste. Elle contient beaucoup de Vitamines et des Minéraux. Le meilleur moment de la journée pour la servir serait le matin parce qu'elle vous remplira d'énergie pour la journée.

Avantages Nutritionnels:

Les betteraves sont riches en glucides, ce qui signifie qu'elles sont une grande source d'énergie instantanée. Elles sont un bon épurateur de sang.

Ingrédients:

- Pomme - 1 grande 200g
- Racine de Betterave - 1 betterave 170g
- Carottes - 4 moyennes 241g
- Céleri - 1 grande tige 60g

Préparation:

Lavez bien tous les ingrédients.
Faites en un jus délicieux et frais, et savourez-le immédiatement.

Valeurs nutritives :
Total des Calories: 155
Vitamines: Vitamine A 1292ug, Vitamine C 34mg, Calcium 175mg
Minéraux: Sodium 300mg, Potassium 1750mg
Sucres 30g

42. La Gorgée Double AA

Après avoir pris un repas vous devriez attendre 30 à 60 minutes avant de consommer ce jus. Vérifiez les Ingrédients et la Préparation avant de commencer.

Préparez-vous à une source délicieuse et très saine de Vitamines et de Minéraux.

Avantages Nutritionnels:

Les avocats réduisent le risque de maladies cardiaques et aident le système immunitaire à devenir plus fort.

Ingrédients:

- Pommes – 1 moyenne 150g
- Avocat - 1 avocat 188g
- Citron Vert - 1 fruit 60g
- Épinards - 2 tasses 60g

Préparation:

Lavez bien tous les ingrédients.
Faites en un jus délicieux et frais, et savourez-le immédiatement.

Valeurs nutritives :
Total des Calories: 353
Vitamines: Vitamine A 243ug, Vitamine C 47mg, Calcium 164mg
Minéraux: Sodium 152mg, Potassium 1788mg
Sucres 20g

43. Jus BALK

Si vous voulez commencer à contrôler votre hypertension d'une façon rapide et efficace, vous devriez commencer par ce jus. Il est facile à préparer et il a une bonne source d'antioxydants nécessaires pour empêcher toutes sortes de maladies.

Avantages Nutritionnels:

Le kiwi contient plusieurs substances nutritives, y compris le fer, le cuivre et les Vitamines. Les études indiquent qu'il pourrait aider à réduire les maladies cardiaques.

Ingrédients:

- Mûres - 1 tasse 120g
- Fruit Kiwi - 1 fruit 69g
- Pommes -2 grandes 360 g
- Citron Vert – ½ citron vert 30 g

Préparation:

Lavez bien tous les ingrédients.
Faites en un jus délicieux et frais, et savourez-le immédiatement.

Valeurs nutritives :

Total des Calories: 183

Vitamines: Vitamine A 80ug, Vitamine C 110mg, Calcium 75mg

Minéraux: Sodium 7mg, Potassium 560mg

Sucres 30g

44. Double Mix Quotidien

En effet, un style de vie sain devrait consister à faire quotidiennement des exercices et à s'occuper de votre régime. C'est pourquoi cette recette de jus devrait être prise souvent, et le matin, pour vous aider à commencer votre journée par une forte dose de bêta carotène.

Avantages Nutritionnels:

Le céleri et les pommes aident à abaisser l'hypertension artérielle et ils sont une excellente source de substances nutritives.

Ingrédients:

- 2 grandes carottes, 200g
- Tomate -1 moyenne 110g
- Pomme – 1 moyenne 100g
- Céleri -1 tige 50g

Préparation:

Lavez bien tous les ingrédients.

Faites en un jus délicieux et frais, et savourez-le immédiatement.

Valeurs nutritives :

Total des Calories: 163

Vitamines: Vitamine A 400µg, Vitamine C 15mg, Calcium 20mg

Minéraux: Sodium 13mg, Potassium 223 mg

Sucres 15g

45. Patate Acidulée

Si vous cherchez quelque chose qui peut vous aider à soigner les problèmes d'hypertension artérielle, vous devriez voir comment est préparée cette recette de jus et faire un essai. Vous pourriez vouloir la prendre le matin, mais pouvez aussi la boire pendant la journée. Elle présente bien et a un goût encore meilleur grâce à tous les bons ingrédients qu'elle contient.

Avantages Nutritionnels:

Les oranges sont une grande source de Vitamines et peuvent aussi aider dans la réduction de l'hypertension artérielle.

Ingrédients:

- Pommes – 2, 360g
- Céleri - 1 tige 65g
- Orange (épluchée) - 125g
- Patate Douce - 120g
- Banane – 1 moyenne 100g

Préparation:

Lavez bien tous les ingrédients.
Faites en un jus délicieux et frais, et savourez-le immédiatement.

Valeurs nutritives :

Total des Calories: 330

Vitamines: Vitamine A 690µg, Vitamine C 75mg, Calcium 150mg

Minéraux: Sodium 76mg, Potassium 349mg

Sucres 55g

46. Bol d'Energie

Il y a beaucoup de recettes de jus qui apporteront des résultats positifs à votre santé mais celle-ci est spécifique pour l'hypertension artérielle. Vous pouvez éliminer le citron vert si vous estimez qu'il donne une saveur trop forte pour votre palais.

Avantages Nutritionnels:

Les carottes augmentent la performance des globules blancs et aident à éliminer les liquides en excès dans l'organisme. Elles réduisent aussi l'hypertension artérielle.

Ingrédients:

- Carottes - 2 moyennes 120g
- Céleri - 1 tige, 50g
- Tomates - 2 moyennes entières 220g
- Banane – 1 moyenne 100g

- Citron Vert — ½ Fruit 25g

Préparation:

Lavez bien tous les ingrédients. Faites en un jus délicieux et frais, et savourez-le immédiatement.

Minéraux: Sodium 24mg, Potassium 268mg

Sucres 14g

Valeurs nutritives :

Total des Calories: 85

Vitamines: Vitamine A 900µg, Vitamine C 140mg, Calcium 197mg

47. Mix de la Force Maximum

Cette recette de jus est excellente à servir le matin à cause de son goût fort et des merveilleux effets qu'elle aura sur votre organisme pendant toute la journée. Vous pouvez ajouter ou réduire les mesures des ingrédients pour satisfaire vos besoins et l'ajuster à votre goût.

Avantages Nutritionnels:

Les pommes sont une grande source de Vitamines et elles sont aussi réputées pour abaisser l'hypertension artérielle et être riches en substances nutritives.

Ingrédients:

- Pomme -1 grande – 120g
- Racine de Gingembre - 45g
- Pamplemousse (épluchée)- 300g

Préparation:

Lavez bien tous les ingrédients. Faites en un jus délicieux et frais, et savourez-le immédiatement.

Sucres 42g

Valeurs nutritives :

Total des Calories: 220

Vitamines: Vitamine A 123µg, Vitamine C 200mg, Calcium 139mg

Minéraux: Sodium 9mg, Potassium 220mg

48. Mix Punch de Fraises

Ce jus est très riche en Vitamine C grâce à toutes les fraises qu'il contient ainsi que le citron. Les carottes ajoutent du bêta carotène supplémentaire aux Avantages Nutritionnels, ce qui en fait une boisson surprenante.

Avantages Nutritionnels:

Les fraises aident à abaisser les taux de mortalité par le cancer et sont réputées pour abaisser les risques de maladies cardiaques.

Ingrédients:

- Pommes – 1 grande 120g
- Citron - 1/2 fruit 32g
- Fraises - 2 tasses 230g
- Carotte - 1 petite 50g

Préparation:

Lavez bien tous les ingrédients.

Faites en un jus délicieux et frais, et savourez-le immédiatement.

Valeurs nutritives :

Total des Calories: 190

Vitamines: Vitamine A 11µg, Vitamine C 185mg, Calcium 68mg

Minéraux: Sodium 4mg, Potassium 850mg

Sucres 40g

49. Jus Extra Énergie

Nous savons tous comment les légumes et les fruits sont très sains pour notre organisme, et c'est pourquoi vous devriez commencer à prendre les recettes de jus qui en contiennent une grande variété, mais avec une bonne saveur. Celle-ci est une boisson inhabituelle et elle peut être adaptée à votre gout, si vous n'aimez pas un des ingrédients car elle a vraiment une saveur forte.

Avantages Nutritionnels:

Les études ont montré que les Canneberges pourraient baisser l'hypertension artérielle et stimuler le système immunitaire.

Ingrédients:

- Choux de Bruxelles – 1 chou 17g
- Concombre -1 concombre 300g
- Ananas – ¼ d'Ananas 220g
- Épinards – 2 poignées 50g
- Canneberges – 2 tasses 190g

Préparation:

Lavez bien tous les ingrédients.
Faites en un jus délicieux et frais, et savourez-le immédiatement.

50. Jus POPB

Des styles de vie avec des horaires limités et des journées chargées ne sont pas une excuse pour délaisser votre hypertension artérielle, alors assurez-vous de faire tout votre possible pour boire vos jus et faire votre chemin vers une meilleure santé sur une base cohérente.

Avantages Nutritionnels:

Valeurs nutritives :

Total des Calories: 150

Vitamines: Vitamine A 410µg, Vitamine C 204mg, Calcium 209mg

Minéraux: Sodium 79mg, Potassium 470mg

Sucres 34g

Les oranges étant riches en Vitamine C réduisent le risque de maladies cardiaques et pourraient aussi baisser les niveaux d'hypertension artérielle.

Ingrédients:

- Pomme - 1 moyenne 180g
- Oranges - 2 grandes 365g
- Pêches - 2 moyennes 300g
- Banane – 1 moyenne 120g

Préparation:

Lavez bien tous les ingrédients.
Faites en un jus délicieux et frais, et savourez-le immédiatement.

Valeurs nutritives :

Total des Calories: 940

Vitamines: Vitamine A 50µg, Vitamine C 110mg, Calcium 100mg

Minéraux: Sodium 30mg, Potassium 120mg

Sucres 40g

AUTRES GRANDS TITRES DE CET AUTEUR

Le régime de Superman pour la construction de muscles
95 Recettes de repas et de shakes qui vous feront plus grand, plus fort, plus musclé
....

35 Recettes de repas pour diabétiques
La plus délicieuse façon de rester en bonne santé
....

95 Recettes de repas et de jus pour diabétiques
Un livre de recettes quotidiennes pour les personnes diabétiques
....

50 Recettes de Jus pour diminuer votre pression sanguine.
Un moyen facile pour diminuer votre pression sanguine
....

80 Recettes de repas et de jus pour

diminuer votre pression sanguine
Résoudre votre problème d'hypertension en 10 jours ou moins

■■■■■■■■■■■■■■■■■■■■

170 Recettes de repas et de jus pour perdre du poids et diminuer votre pression sanguine
La solution parfaite pour vos problèmes de santé

■■■■■■■■■■■■■■■■■■■■

40 Recettes pour perdre du poids chez les personnes au style de vie actif
La solution pour combattre les lipides

■■■■■■■■■■■■■■■■■■■■

45 Recettes de repas pour les bodybuilders
Augmentez votre masse musculaire en 10 jours ou moins

47 Recettes de repas pour combattre l'obésité, tout de suite
Jus pour nettoyer et désintoxiquer le corps

■■■■■■■■■■■■■■■■■■■■

50 Recettes de jus pour perdre du poids et nettoyer le corps Perdez du poids rapidement avant un mariage, une fête ou un événement spécial

■■■■■■■■■■■■■■■■■■■■

90 Recettes de repas et de jus pour vous débarrasser des lipides, aujourd'hui La solution pour faire fondre les lipides rapidement

****

****

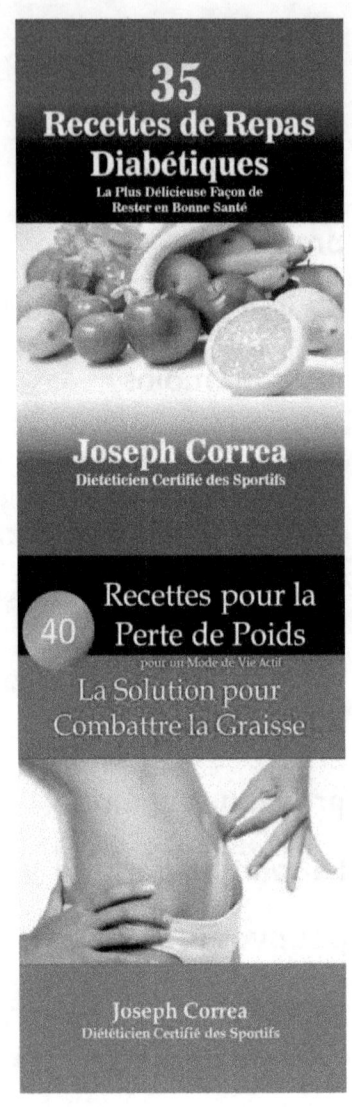

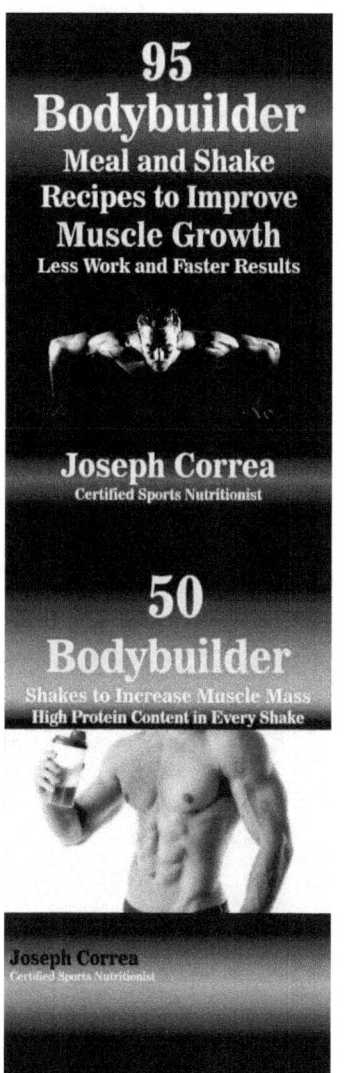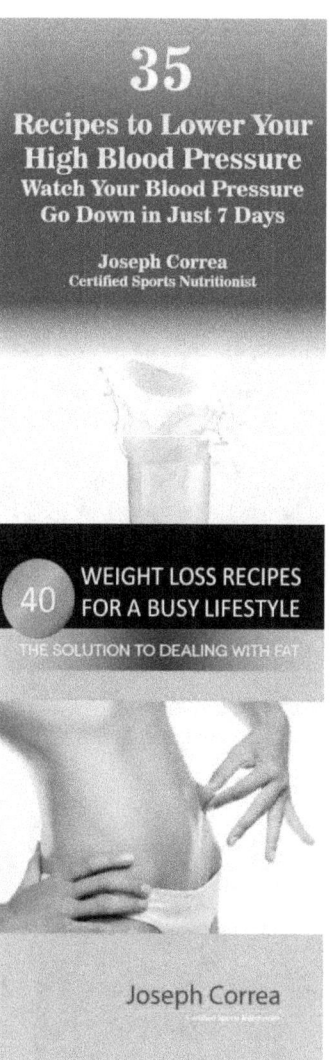

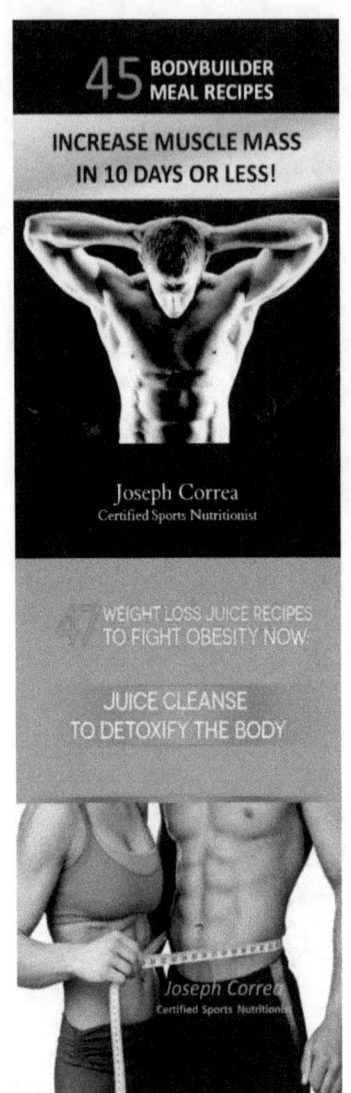
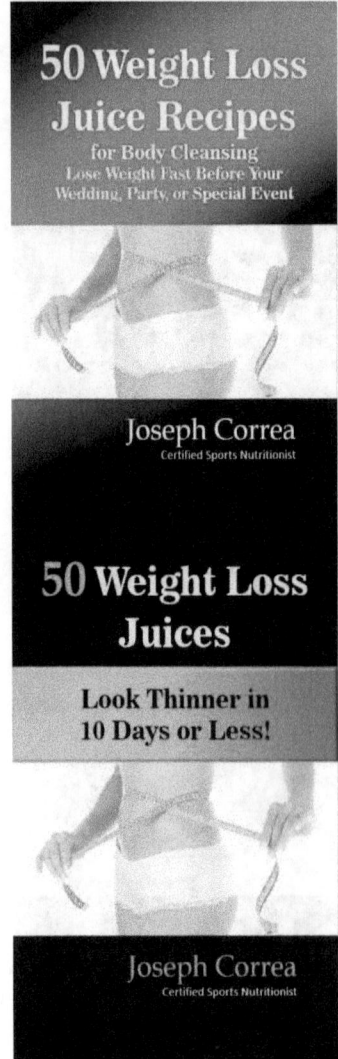

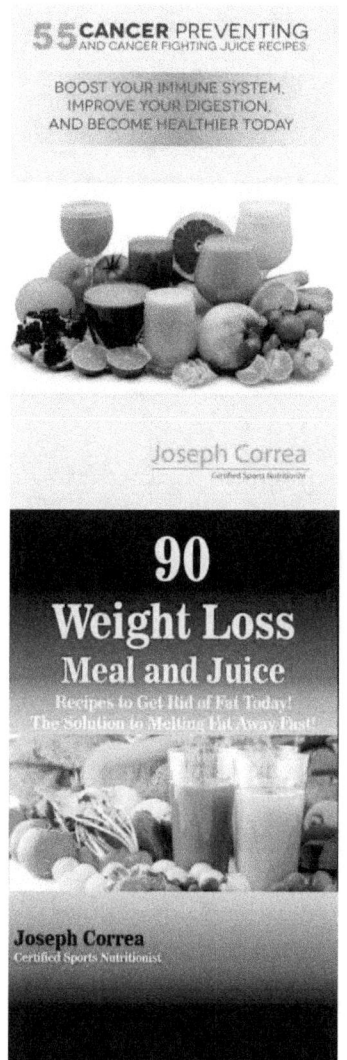
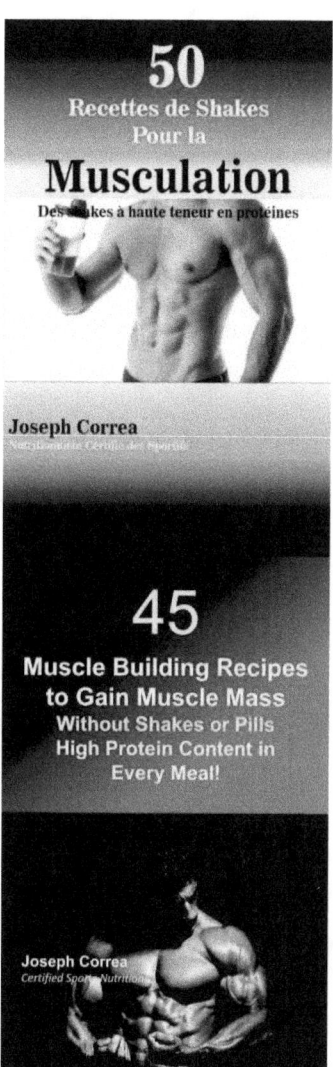

www.ingramcontent.com/pod-product-compliance
Lightning Source LLC
Chambersburg PA
CBHW051640170526
45167CB00001B/273